MES CELLULES SE SOUVIENNENT

Michel LARROCHE

MES CELLULES SE SOUVIENNENT

GUY TRÉDANIEL ÉDITEUR
65, rue Claude Bernard
75005 PARIS

Composition ASTROMATIC, 8 rue de la Providence 75013 Paris.

ISBN : 2-85707-695-9

A tous ceux qui m'ont appris à avancer,
par leurs coups de main ou leurs coups de pied.

A tous ceux qui m'ont appris que Science,
Conscience, Poésie et Amour sont le même Mot.

Dans tout cheminement véritable, il faut

la Foi

la Persévérance

et le Doute.

Je ne me rappelle plus qui, un jour, a dit ça. Mais ce livre est dédié à tous ceux qui, comme moi, ont ressenti profondément cette vérité.

TABLE DES MATIERES

Chapitre 1

PRELUDE

Dix ans trop tôt ...

Nancy - décembre 1982 - La nouvelle tombe comme un coup de fouet. Mon oncle est mort. Mort tout seul, dans un train qui l'emmenait vers les fêtes de fin d'année, sa bombe-spray de médicament à portée de la main. Une crise d'asthme de trop. Le coeur a lâché. Même les coeurs d'or s'arrêtent d'épuisement quand on leur en demande trop.

Je m'y attendais depuis fort longtemps, je savais qu'il finirait ainsi. Et moi, Docteur Michel Larroche, à qui on a seriné pendant dix ans, en un bourrage de crâne intensif, que nous étions les plus beaux, les plus forts, que les progrès de la médecine faisaient de nous des Supermen thaumaturges, j'ai assisté impuissant pendant des années à la mort lente d'un homme que j'aimais et admirais, ce grand frère un peu vieux, ce tonton un peu jeune, avec ses sublimes qualités et ses tout gros défauts si attachants, son caractère de cochon et sa tendresse à fleur de peau, cet universitaire génial qui savait si bien réussir tout ce qu'il entreprenait... mort à quarante-huit ans.

Je n'ai rien pu faire. Un jour, il est venu passer un temps à Montpellier où j'exerçais, afin de subir des examens, toujours les mêmes, explorations fonctionnelles respiratoires, valse des investigations, prescription d'une véritable pharmacie ambulante, et vas-y que je te cortisone... je ne critique pas. C'est normal. Léon Bloy disait : «Quand on ne peut rien faire, on fait ce qu'on peut". Mes confrères ont fait ce qu'ils ont pu, moi aussi, avec ce qu'on nous avait appris.

Le patron, ses internes, ses assistants ont été merveilleux à tous points de vue, et ont pris leur boulot au sérieux. Il n'y avait aucun reproche à leur adresser.

J'ai fait ce que je pouvais: homéopathie et acupuncture, en toute connaissance de mes limites, désirant simplement aider dans la mesure du possible la thérapeutique classique.

François S. a fait ce qu'il pouvait. Il est psychiatre. Je sentais que, sous tous les symptômes de tonton, il y avait, indéniablement, un soubassement psychologique qu'il eût été bon d'explorer : une famille d'asthmatiques ou allergiques avec les nerfs à fleur de peau, des intellectuels un peu torturés passés maîtres dans l'Art suprême de la fuite en avant dans le travail forcené, une insatisfaction permanente heureusement dérivée dans la recherche et le perfectionnisme. François a confirmé mon intuition. Mais il n'a rien pu faire, par manque de temps : mon oncle était professeur dans une université, avait de grosses responsabilités, il était indispensable et ça le rassurait quelque part, il ne pouvait pas concevoir de laisser tomber, ne serait-ce que pour un temps, une situation qui était son moteur, sa vie. La remise en question psychologique n'était peut-être pas sa tasse de thé. C'était en 1978, tonton avait quarante-quatre ans. Quatre ans plus tard, son asthme l'a tué.

Entre-temps, j'avais appris des tas de choses, et mon opinion s'était confortée : il fallait régler ce qui, de génération en génération, nous fichait tous en l'air. Je commençais à pressentir, derrière un symptôme répétitif d'une génération à l'autre, des raisons profondes bien plus vastes. Ma technique s'était enrichie de nouveaux apports, et je commençais à avoir des résultats pas vilains du tout.

Pour lui, c'était trop tard. Rideau.

Montréal, mars 1993 - Un groupe d'amis thérapeutes m'a bassement circonvenu pour que je vienne leur apprendre ma technique de soins. Depuis quelque temps déjà, je les fais travailler, lire, plancher comme des bêtes. Ils adorent ça, ils sont passionnés, et je suis un formateur heureux. Parmi eux, des psychothérapeutes, des massothérapeutes, ostéopathes, infirmiers en rupture de galère....

Le cours vient à peine de commencer que le téléphone sonne. Au bout du fil, mon amie Barbie. Son petit garçon, Bout-de-Chou, trois ans, étouffe. Il est bleu, cherche à grand-peine son oxygène : crise d'asthme majeure.

Quand j'ai connu Barbie, l'enfant faisait ses deux crises d'asthme par jour, toutes deux violentes. Sanction immédiate : le médecin "ouvrait le parapluie", envoyant le gamin à l'hôpital, avec la conséquence habituelle : cortisone. Ce n'est pas critiquable. C'est ainsi. Elle est venue me voir, un peu sceptique, sur les conseils d'une amie. Devant ma petite équipe, pendant l'enseignement, j'ai traité l'enfant, qui s'est mis à mieux respirer en cours de séance.

La deuxième entrevue a lieu à Paris, où Barbie est venue voir sa famille : Bout-de-Chou n'a plus eu de crise. Je l'examine : tout semble à peu près en ordre. Cependant, intuitivement, je me dis que c'est loin d'être fini. J'ai un doute. C'était trop facile, trop spectaculaire. Je reverrai le petit à Montréal, ça vaut mieux. Troisième séance : Bout-de-Chou a rechuté. Je l'avais prévu. Encore une fois, entouré de mes élèves, je vais faire un cours de pratique, mais ici va se produire le déclic. Bien sûr, à l'issue de la séance, l'enfant respire. Seulement, nous sommes tous frappés par une série d'incidents plutôt bruyants : dès que Barbie tourne le dos et fait mine de s'éloigner d'un simple pas, Bout-de-Chou hurle, court vers elle et s'accroche à ses jambes, manquant la faire tomber... une fois, deux fois, trois fois... adjugé! j'ai compris. L'expérience m'a enseigné qu'un bébé qui braille la nuit répond, en fait, à l'appel inconscient de la mère qui ne supporte pas le vide laissé en elle par l'accouchement. Ici, c'est encore plus flagrant, nous avons affaire à un enfant plus grand, qui marche et peut manifester plus physiquement ses réactions. Il suffit, bien souvent, pour comprendre quelque chose, d'extrapoler ce qu'on a déjà constaté dans d'autres dimensions. On peut se planter. C'est un risque préférable à celui de ne rien faire du tout. Mais, le plus souvent, ça marche.

Donc, je me décide. Derrière tout ce tableau dramatique, il y a un problème inconscient.

Autre élément bien connu des thérapeutes : quand un enfant étouffe d'asthme, c'est que sa mère l'étouffe d'une manière ou d'une autre. Je propose donc à Barbie de l'examiner, et le résultat de l'investigation confirme ce que je pensais : Barbie, sous son allure "cool", a d'énormes problèmes affectifs, avec une peur du vide et de l'abandon et une angoisse monstrueuse. Entrant dans des détails qu'il serait long et fastidieux d'exposer ici, je lui conseille une démarche de développement personnel où la psychothérapie tient une place majeure. Elle aura encore droit à quelques séances avec notre équipe, mais le résultat est là : les crises d'asthme de l'enfant disparaissent progressivement à mesure que sa mère s'investit courageusement dans sa démarche de transformation.

Retour au début du chapitre, à la case départ : un an plus tard, Bout-de-Chou récidive.

" Qu'est-ce que je fais ? ça a l'air trop grave. je l'emmène à l'hôpital ? "

" Surtout pas ! Ils vont le cortisoner. Amène-le tout de suite."

Et, me retournant vers les élèves, je leur fais un pari : je ne touche pas à l'enfant, je vais soigner la mère, qui a dû reculer devant quelque chose d'un peu lourd, douloureux, difficile à confronter en psychothérapie.

Pari gagné. Pendant que je soigne Barbie, la crise cesse et Bout-de-Chou, ragaillardi, se met à torturer le chat angora de la maison. Autant pour ceux qui pensent qu'il ne faut pas mettre les asthmatiques en contact avec des chats, surtout à poils longs.

Barbie n'a pas "reculé" en psychothérapie. Elle a carrément arrêté. Ce qu'elle a contacté, je le lis clairement dans mon examen, et le lui décris. Elle retourne vers son thérapeute. Bout-de-Chou n'a plus de crise. C. Q. F. D.

25 Décembre 1993 - Tout en regardant la neige tomber derrière ma fenêtre, j'écris ces lignes. J'ai commencé cet ouvrage par un des traumatismes de ma vie, la perte de quelqu'un que j'aimais, et, dix ans plus tard, un cas parmi d'autres - mais spectaculaire celui-là - prouvant que tonton est mort dix ans trop tôt. Entre temps, j'ai mis quelque chose au point.

J'aurais fort bien pu commencer par d'autres types de pathologies. Par exemple :

- Novembre 1980 : Madame X vient me voir parce qu'elle est dépressive... après maints examens, maints traitements, l'utilisation de maintes astuces, elle me quitte devant le manque de résultats (ou : je déclare forfait, je ne peux rien pour elle).

- Mars 1992 : Monsieur Y est dépressif depuis des années. Après quelques séances, où j'ai trouvé ceci et cela..., il ne l'est plus.

J'aurais aussi pu parler de douleurs abdominales, ou vertébrales, ou migraineuses, de névroses, ou du simple mal-être des gens paumés qui voudraient un peu retrouver le fil de leur vie.

Aux alentours de 1980 - 82, je me trouvais désarmé, impuissant et ulcéré de l'être - tant on m'avait dit que le médecin est un être invincible et détenteur de Connaissance - et, dix ans plus tard, je trouve toujours le moyen d'au moins améliorer, de résoudre bien souvent des choses apparemment insolubles, et dans tous les cas, de décrire ce qui, au départ, a déstabilisé la personne et l'a lancée dans le tunnel des problèmes. Cette dernière capacité me permet, à tout coup, de déterminer ce qu'il convient de faire, de l'expliquer clairement à mon interlocuteur, et de l'inciter à entreprendre la démarche adéquate. Il suit ou ne suit pas, ce n'est plus mon problème. Mais j'ai bien souvent, de toute façon, des résultats là où tout a échoué.

Pourquoi ?

Que s'est-il passé durant ces dix années, entre tonton et Bout-de-Chou, Mme X et M. Y ?

Un thérapeute comme les autres

Si je devais écrire une lettre à tous les thérapeutes, tous ceux qui font des pieds et des mains pour apporter science, service et secours à tous ceux qui se confient entre leurs mains, je crois que la seule chose que je pourrais leur dire est "je suis exactement comme vous".

Comme vous, j'ai été guidé par une seule pensée : le désir de mieux faire, de dépasser ce qu'on m'avait appris, d'acquérir toujours plus de connaissances pour balayer cette angoisse permanente : " Est-ce que j'ai vraiment bien fait tout ce qui était à faire? "

Comme vous, j'ai été confronté au retour incessant des mêmes patients, se plaignant du retour des mêmes douleurs physiques ou morales, parce que je n'avais pu détecter en eux que la surface, et que je n'avais pu arriver à leur problème de fond, l'origine première, le point de départ de leur dérapage. Parmi tous les symptômes qu'ils présentent, lequel est le bon, la clé permettant de tout ouvrir ? Qui a donné quoi ?

Comme vous, j'ai tout tenté pour en savoir plus. J'ai multiplié les formations complémentaires, j'ai appris tout ce que j'ai pu, sortant du bourrage de crâne de la formation classique pour aller vers d'autres, d'autant plus ardus qu'ils répondaient, bien souvent, à des critères totalement étrangers à ma mentalité et mes conditionnements d'occidental.

J'ai ainsi ajouté des armes thérapeutiques à ma panoplie. Mais...comme vous, je me suis retrouvé confronté à un choix agaçant et générateur de perte de temps : celui de la bonne technique au bon moment. Il y a une distance énorme entre le symptôme, qui, en surface, nous gâche les moments de l'existence qui pourraient être bons, et la cause profonde, le vrai problème, celui qu'il faut résoudre car il est la source de tous nos maux, tous nos comportements inadaptés, toutes nos souffrances du corps et de l'esprit. Comment aller à coup sûr et rapidement de l'un à l'autre ?

Comme vous, j'ai eu entre les mains une panoplie étendue de techniques issues de peuples et de civilisations dont la mentalité, la forme de raisonnement, la sémantique sont très différentes des nôtres. Dès lors, comment énoncer clairement, dans son langage, avec des termes de tous les jours, ce qu'il a à mon interlocuteur, afin de lui permettre de gérer lui-même sa vie et son chemin de guérison ?

Comme vous, je pourrais dire bien d'autres choses.

Mais...

... Comme moi, vous avez la possibilité de découvrir un plaisir : celui d'intégrer tout ce que vous connaissez et pratiquez déjà avec d'autres connaissances complémentaires et indispensables, dans une méthodologie globale, une modélisation débouchant sur l'utilisation d'un outil cohérent : l'Analyse-Réinformation Cellulaire.

Aimeriez-vous...

... pratiquer ce que vous aimez déjà pratiquer, mais en allant directement à la cause ? ... être somaticien, mais, à partir de ce corps que vous savez déjà toucher et faire parler, comprendre complètement la psychologie de votre patient, tout ce qu'il ne vous dirait jamais si vous ne saviez le détecter ?... être psychothérapeute, mais savoir lire le langage d'un corps que vous allez pouvoir débloquer physiquement, ce qui va, dans la plupart des cas, provoquer la verbalisation souhaitée ?

Pour cela existent des outils simples à manier, à

apprendre, à comprendre, et immédiatement utilisables, regroupés ensuite et synchronisés dans une modélisation globale capable de plonger jusqu'à la cause profonde, la racine des troubles.

Cet outil global, holistique, considère l'Etre Humain comme un Tout indissociable corps - esprit - environnement. Il a été mis au point à force de travail, d'expérimentation, de déceptions, de découvertes.

Et si, de la même manière, je devais écrire à tous ceux qui, pour une raison quelconque, doivent à un certain moment se confier aux mains de ces thérapeutes, je peux pouvoir leur dire : «Nous, soignants de toutes disciplines et tous niveaux, nous sommes comme vous : des êtres humains qui avons le besoin fondamental de comprendre.»

Aimeriez-vous ...

... relier dans une continuité logique tous les tracas, symptômes, gênes et misères quotidiennes dont vous souffrez et qui vous empêchent d'être à cent pour cent heureux ? ... comprendre pourquoi des situations désagréables se reproduisent ? ... savoir pourquoi vous y opposez toujours la même réponse erronée ? ... avoir la possibilité d'y remédier rapidement vous-même par un cheminement personnel ? ... avoir la capacité d'aider votre soignant, médecin ou non, à vous acheminer vers une résolution de vos ennuis ?

... savoir comment vous fonctionnez, où vous en êtes au juste, et pourquoi des mécanismes fragiles parce qu'humains se sont déréglés en vous ?

A vous, thérapeutes en chemin de recherche, à vous, malades, fatigués ou désorientés qui venez nous demander aide et amour, j'ai envie de partager ce cheminement qui m'a conduit peu à peu des fausses certitudes à une connaissance, ma foi, fort honorable de l'Etre Humain. Elle en vaut une autre, ni plus, ni moins, elle a fait ses preuves en pratique quotidienne, chez moi et chez mes élèves. Si j'ai cette envie profonde de vous en faire profiter, c'est parce qu'un amoureux fervent, un passionné, ne peut envisager de garder les choses pour lui.

Quatre-vingt pour cent de la population...

... qui hante les cabinets de médecins ou de thérapeutes n'est pas malade, je sais ! Cette énormité, je l'ai assez entendue.

Premier point à ne pas perdre de vue : toute personne qui vient consulter pour autre chose qu'une maladie grave, organique et constituée, vient bien pour quelque chose, pas simplement pour le plaisir de poireauter dans une salle d'attente, perdre du temps et dépenser des sous. Si elle vient, même si elle ne peut pas vraiment se dire malade, elle dira souvent "Je ne suis pas bien".

"Je ne suis pas bien !..."

Combien de fois l'ai-je entendu, alors qu'examens cliniques et biologiques, investigations de toutes sortes ne révélaient rien ?

«Je ne suis pas bien...»

« ...Non, merci, pas de sucre, j'utilise une "sucrette"... mon régime... mon poids... »

«Depuis mon opération, rien ne va plus, je me sens tout le temps fatiguée, pourtant ils m'ont très bien soignée vous savez, mais c'est comme si quelque chose s'était bloqué, j'ai l'impression de traîner depuis...»

«La pauvre petite, elle est sans énergie, je me demande vraiment ce qu'elle a. Même en prenant des "remontants", des vitamines, ça n'a pas l'air de lui faire grand-chose, j'espère qu'elle ne couve pas quelque chose de grave...»

«On m'a "fait ma totale", je croyais que je serais tranquille, après quand même toutes les opérations que j'ai subies, mais ça ne va pas, je ne me sens jamais bien...»

«Ah ben, si je vous montrais mes cicatrices...»

Stop ! ce genre de conversation, «Ca va-t-y ? » - «Ah ben oui, mais...», «Comment ça va?» - «Couci-couça», les descriptions par le menu des mille anicroches qui nous rappellent malencontreusement l'existence de ce fichu corps jamais vraiment mal mais jamais vraiment bien non plus, j'en entends tous les jours. Je pourrais en citer une multitude, mais elles tournent toutes autour du même sujet. A pied, à cheval, en voiture, en train, en avion, à la terrasse du bistro, dans les soirées où on est censé - paraît-il - s'amuser, ce sujet semble avoir la faveur du monde entier.

«Comment ça va ?» - «couci-couça...» - «Ah ! on a ben des misères à nos âges ma pauv' dame ! « Et en avant la musique... que je connais fort bien : demandez-moi un peu des nouvelles de ma santé, je ne raterai certainement pas l'occasion de vous offrir le navrant panorama de tout ce qui, aujourd'hui, ne va pas chez moi. La première phrase est un sujet dangereux. Un détonateur. La réponse, une fois en vitesse de croisière, n'a plus de frein. Pourquoi ?

Parce que nous aimons bien tous être en "bonne santé". Sinon, nous avons envie de partager notre mal-être, en espérant confusément que l'interlocuteur va, par sympathie, en prendre une part et nous en débarrasser du même coup. Parce que j'aime me raconter, qu'on compatisse et qu'on me rassure, mais par dessus tout, nous aimons être bien dans notre peau. Nous surveillons, autant que possible, notre alimentation, nous faisons - ou devrions faire - de l'exercice, et nous tentons de cultiver des relations harmonieuses avec notre environnement. Nous tentons, en somme, de suivre de près ou de loin les conseils d'hygiène de vie que nous prodiguent les personnes compétentes, mais, malgré tout, des petites patraqueries viennent nous tracasser, s'amplifient parfois, et une maladie peut se déclarer. Qu'a-t-il bien pu se passer? Malgré nos précautions, quelque chose nous aurait-il échappé? Et même si nous n'avons pas la malchance d'avoir "le gros truc qui fait mal", nous pouvons avoir cette "mauvaise santé de fer" qui ne nous empêche pas de vivre, mais vient nous rappeler au moment le plus inopportun ce fichu corps, cette galère...

Tant que ça ne dégénère pas en maladie invalidante, qui nous empêche de vaquer à nos activités courantes, nous avons une certaine tendance à "faire avec", ne nous le rappelant que lorsqu'on l'évoque - mais c'est vrai que c'est gênant, que ça tronque notre potentiel, même si on pense que "ça passera" et "faut vivre avec".

Mais ça reste tout de même l'omniprésent, l'inévitable sujet de conversation. Or, ces anomalies ne se produisent pas spontanément, par hasard. Est-il possible de les prévenir, de voir les signes avant-coureurs des désordres?

Ceux-ci sont-ils, d'ailleurs, des maladies, des symptômes, des signaux d'alerte?

On nous a gentiment bourré le crâne, depuis notre enfance, avec ce principe sans appel : «Si tu ne te sens pas bien, c'est que tu es malade.» Nous pensons de ce fait en termes de «santé» et de «maladie», ce qui devient tout à fait cocasse en consultant un dictionnaire pour en lire les définitions :

* «Santé : absence de maladie»
* «Maladie : altération de la santé»

C'est du flou artistique. La maladie pourrait peut-être se définir avec plus de précision, par exemple : «ensemble de dégradations qui peuvent rendre l'état d'un être humain incompatible avec une vie normale et autonome, voire le tuer.» Ce n'est pas parfait, loin de là, mais plus explicite. Il y a alors nécessité d'assurer des soins correctifs. Mais le patraque sans maladie, que devient-il ? Porteur d'une collection étendue de petites misères, va-t-il devoir subir un soin particulier pour chacune ? C'est, hélas, trop souvent le cas. Un symptôme - un remède - une spécialité. Ca ne va pas. Je l'entends de toutes parts. «Tu n'es pas malade, mais si tu ne te sens pas bien, comme tu dis, il est logique que tu ailles consulter le médecin, qui est fait pour ça.»

Tous ces petits problèmes, sans aucun lien apparent entre eux, ne sont en fait que les hautes branches d'un arbre dont il faut découvrir le tronc. Cette image, je la retrouve souvent, sous diverses formes, dans le grand public. Pour dégager le paysage, c'est à la racine qu'il faut s'attaquer. Traiter au coup par coup des conséquences, sans chercher la cause première, constitue un système trop rigide et inefficace à terme. Un remède d'urgence doit rester réservé à l'urgence : il ne me viendrait pas à l'idée de pratiquer des soins énergétiques à un accidenté de la route, un suicidaire dans le coma ou un skieur qui vient de se fracturer le tibia, ne plaisantons pas. Un asthmatique en état de mal, qui étouffe et dont le coeur risque de lâcher, a d'abord besoin de respirer d'urgence. Pour le reste, on verra plus tard, au repos, si on peut lui éviter des récidives. Ce qui me gêne, c'est l'application systématique de méthodes et produits d'urgence à des malades chroniques, et encore plus à des non-malades qui sont en mal-être.

Ce mot n'a pas de définition dans le dictionnaire. Il est simplement l'inverse du bien-être qui, lui, se définit comme «un état d'harmonie avec soi-même, les autres et l'Univers tout entier.»

Je trouve bien plus instructif, plutôt que de lancer mon opinion de professionnel, de faire parler ceux qui sont directement intéressés par ce problème de fond. C'est pourquoi, muni du Dictaphone qui ne me quitte jamais, j'ai préféré rapporter les propos de deux personnes dont les cas avaient l'air typiques : une qui raconte par le menu des échecs thérapeutiques, une autre qui évoque sa patraquerie permanente sans maladie. J'ai résumé. Mais je leur ai laissé leur langage sans rien modifier : c'est celui de l'homme de la rue, celui qui vient me demander aide et conseil.

Les pleurs de Madeleine

Je m'appelle Madeleine. J'ai quarante-deux ans. Je ne me sens pas bien.

Je ne peux pas, à dire vrai, me considérer comme malade, non, je suis à peu près en «bonne santé». Enfin, oui, à peu près... Je n'ai pas ce qu'on appelle de «grosses choses» : un rhume par-ci, une grippe par-là. Mais le reste du temps, alors que tout devrait aller, je me sens mal foutue. Sans entrain, angoissée.

Et puis, j'ai mon calvaire tous les mois. Vers le vingt-troisième, vingt-quatrième jour de mon cycle, je commence à gonfler des jambes. C'est pénible. Ca fait mal. Elles sont lourdes, ça s'accentue et ça monte en haut des cuisses et puis jusqu'à la taille. Je me sens lourde. Mes jupes me serrent, je suis obligée de me mettre en salopette, je me sens grosse, gonflée, un vrai tas, ça ne me remonte pas le moral de me voir comme un boudin.

Et fatiguée, mais alors, fatiguée ! C'est peu de le dire. Je ne peux pas dire que je me sens malade, mais pas bien, enfin encore moins bien que d'habitude.

Vous comprenez, avec le travail de la maison en plus du bureau... D'ailleurs quand j'ai mes périodes, ça me fait mal au foie, ça ne me met pas de très bonne humeur, je peux vous dire que le mari et les enfants, ça valse ! Je vois ça à ma peau, et mes cheveux, ils deviennent tout gras. Il faudrait faire un shampooing par jour et puis les boutons plein les joues.

Mais le pire, c'est cette douleur permanente comme une grosse colique qui irait me prendre du ventre là-devant, jusqu'ici derrière au niveau des reins. Et les migraines ! Comme maman qui restait couchée pendant toute ses menstrues, du chaud sur le ventre et une patte-mouille sur le front...»

Bon, j'arrête ici. Madeleine n'est pas un cas unique ni spécial, et le reste de son discours tiendrait des pages et des pages. Ce déballage, chez un thérapeute ou l'autre, était toujours identique à lui-même. La liste, immuable pour avoir été trop souvent répétée, d'ennuis d'importance relative se terminait invariablement par LE poison lent qui gâtait, omniprésent, sa vie quotidienne : l'angoisse. Celui qui n'en a jamais ressenti sur un laps de temps prolongé ne peut imaginer ce que c'est. C'est le voile grisâtre qui altère sans cesse les joies, les émotions, les sensations et plaisirs autant que les odeurs et les couleurs. Au-delà d'un seuil critique, ça peut devenir une vraie maladie, en ce sens que la vie quotidienne s'en trouve lourdement handicapée, quand elle ne devient pas impossible.

Mais écoutons de nouveau Madeleine. Elle a oublié d'être bête, et son raisonnement est frappé au coin du bon sens :

«Des comme moi, il y en a des tas, des pas-bien, des mal-foutus, des qui ont toujours quelque chose qui ne va pas mais qui ne sont pas malades. Vous savez, c'est comme si on s'attirait les uns les autres, où qu'on aille, on se trouve et on cause. Alors on le voit bien, qu'on n'est pas vraiment malade, et que ça fait cinquante fois qu'on répète les mêmes choses devant les docteurs, et qu'ils font ce qu'ils peuvent. Mais moi, ils ne me trouvent rien. Ils m'ont donné des trucs, vous savez, des pastilles pour l'angoisse, mais ça n'a pas fait un effet terrible. Et puis il y avait le reste. J'ai une amie, si vous voyiez, elle marche un peu comme moi, mais elle a un remède pour chaque ennui, quand elle les a tous pris, elle n'a plus faim.

Alors moi, ce que je me dis, c'est qu'il doit bien y avoir en dessous de tout ça un truc, un seul, qui s'est décanillé au départ et qui a décanillé les autres...»

Stop. Madeleine est méridionale donc bavarde, et j'ai résumé. Elle m'a saturé une bande de 2 x 45 minutes.

Ce qui est important dans son discours, c'est la dernière phrase : elle a compris, à l'instinct, qu'il n'était pas possible que toutes ces misères disparates ne soient pas reliées par un quelconque fil conducteur, qu'il devait exister, sous cette apparente variété de symptômes, une origine commune.

Elle a évoqué, en somme, cette image de «l'arbre» déjà citée plus haut, si parlante pour la majorité de mes auditeurs lors des conférences, et sur laquelle je vais souvent revenir, tant elle est pratique.

Les tribulations du mal-foutu standard

«André, trente-neuf ans. Garagiste. Je me sens perpétuellement, passez-moi l'expression, mal-foutu et à côté de la plaque. Je ne comprends rien à ce que j'ai... comment dirais-je, l'impression d'être décalé par rapport à ce qui m'entoure. Pas dans la tête, non, mais mal dans ma peau, toujours envie de faire autre chose que ce que je fais, je ne me plais nulle part. A part ça, j'ai bien quelques brûlures d'estomac, toujours mal à l'intestin, là, à gauche (il appuie sur son colon sigmoïde), et le matin, ah, nom de D...! Les vertèbres là, en bas du dos, c'est comme si on m'avait roué de coups de bâtons.

Alors, bien sûr, des médecins j'en ai vu. On ne peut vraiment pas dire qu'ils m'aient traité par-dessus la jambe, ils ont vraiment cherché autant qu'ils le pouvaient. Mais à chaque fois, quand ils avaient bien fait toutes les analyses possibles, ils m'ont dit que je n'avais rien du tout, que tout était normal. Ce qui ne veut pas dire que tout allait bien... enfin je veux dire... je suis ravi d'apprendre que je suis normal, mais je me sens toujours mal-foutu. Voilà. Ah non il y a un truc : il y en a un qui m'a dit que c'était psychosomatique. Si j'ai bien compris, c'est dans ma tête. Il n'y a plus qu'à faire avec.»

Arrêt sur image. André menait une vie en apparence parfaitement normale, aimait son métier, et cependant, il vivait des choses pas drôles du tout. Examens, analyses de laboratoire, tout avait été fait très consciencieusement par des gens compétents qui, pourtant, n'avaient pas eu le moindre élément de diagnostic à se mettre sous la dent. Le seul semblant de diagnostic qui avait été énoncé était «psychosomatique». André s'y résigne. D'autres explosent :

«Psychosomatique-et-puis-quoi-encore? C'est pas dans ma tête que je me sens pas bien, c'est dans ma colonne - ou dans mes tripes - ou dans ma fatigue. C'est ce qu'«ils» disent tous pour vous traiter de malade imaginaire! Mais je le sens bien, moi, que je suis mal-foutu.»

La conclusion de certains est que les investigations classiques «ne vont pas assez loin» et qu'il doit y avoir là-dessous quelque chose qui échappe à la médecine classique. Alors, un certain nombre d'entre eux vont se tourner vers les méthodes de thérapies «alternatives», ce qui ne veut aucunement dire qu'elles avancent dans un sens puis reculent dans l'autre, comme le suggèrent les méchantes langues, mais qu'elles représentent une autre manière de concevoir les modes de diagnostic et de traitement. Elles connaissent une explosion dans le monde entier, le public est, actuellement, bien informé de leur existence, mais très mal informé sur les différentes pratiques, leurs indications et leurs limites, ce qui peut provoquer des erreurs d'aiguillage et des pertes de confiance alors même que la solution était proche.

Chercher le tronc de l'arbre

C'est face à de tels cas que je me suis senti noyé, désarmé, impuissant. Insatisfait. Ce sont ces réflexions de mes patients, quotidiennement répétées, qui m'ont ouvert les yeux et incité à chercher le tronc commun des mille branches que sont nos misères, petites ou grandes, dont l'inlassable répétition peut fiche en l'air une vie. D'approche en approche, je devrais dire d'astuce en astuce, je pense avoir trouvé quelque chose d'utile. D'une année sur l'autre, j'ai fait de mon mieux pour affiner cette recherche permanente. Je suis loin d'être au bout. C'est cela que je désire partager profondément avec vous maintenant.

A ce propos...

... Il est de coutume, pour autant que je m'en souvienne, de rédiger un avertissement que le lecteur ne lit jamais, car il se trouve toujours en avant-propos et sonne bien souvent comme une justification. Je n'ai pas voulu suivre cette tradition, mais il est indispensable que je mette certaines choses bien au point.

Alors, puisque, de toute façon, il faut y passer, puisque depuis des années je réalise peu à peu mon rêve de voir, dans l'intérêt supérieur de celui qui se confie entre nos mains, tous les modes thérapeutiques s'entendre sans querelle d'école, que j'aime bien tout le monde et déteste la polémique, je m'adresse à toi, qui lis ces lignes :

* Ce livre n'est pas un manuel technique, ni un recueil de recettes. Il ne présente que les très grandes lignes. Le cours complet prend deux ans. C'est de la mécanique. Là je te parle de TOI.

* Laisse aux mots le droit de faire vibrer en toi ces cordes que tu as tant voulu ignorer. Ce que je vais te dire, tu le sais déjà, mais tu t'es laissé programmer tant de mauvaises habitudes...et d'informations que tu prends pour la Connaissance...

* Si, à certains moments, je te parais un peu rude, c'est parce que j'ai toujours considéré qu'Amour est synonyme d'Indulgence, mais que la complaisance est son ennemi

mortel. Je refuse de jouer au petit saint tout doux et de faire des ronds de jambes. Je préfère dire clairement les choses. Ce n'est pas très à la mode. Tant pis.

* Si tu en es à ne considérer comme sérieux que les gens graves, hépatiques et à mine constipée, ne reste pas avec moi. Mon humour peut être lourd, je ne suis pas poli, mais je refuse de jouer le jeu du sérieux sinistre qui écarte tant de personnes de la lecture.

* Je vais aborder des sujets très variés, allant de l'Humain à la Science la plus moderne, mais alliés à de l'Esotérisme. Abandonne tes a priori et tes certitudes de tout connaître, même si je semble te dire des choses impensables. Elles ont aussi leur explication logique. Dans le cas contraire, mets ces feuillets dans le conteneur de recyclage et n'y pense plus.

* Si, loin de toute remise en question, tu préfères rester dans ton tunnel, à te lamenter sur ton triste sort, sans vouloir suivre la route vers la sortie malgré les difficultés, c'est ton choix. Cet ouvrage n'est pas pour toi, offre-le à ton meilleur ennemi. Il t'en remerciera.

* Si tu es plus fort que moi dans certains domaines, accepte que je les mette à la portée de ceux qui n'ont pas fait nos études. C'est une question de respect à leur égard.

Tu es prévenu. Cette exploration n'est pas une croisière, c'est une galère. Mais si tu rames bien, la récompense est au bout, au dernier chapitre. Je vais tout tenter pour être aisément compréhensible. Noyer l'interlocuteur sous un déluge de termes techniques abscons n'est fait que pour masquer notre angoisse de la non-reconnaissance. Je ne veux pas jouer ce jeu avec toi. Ca t'agace et ça me fatigue.

Anecdote : lorsque j'étais étudiant en médecine, mon phare, mon modèle était le Docteur Gordon-Martins, humaniste d'une inestimable culture. Après un coup de soleil magistral, il me fit remarquer que je laissais ma peau partout où je passais.

«Ah oui, lui répondis-je, je pèle.»

«Non, monsieur, vous desquamez. Vous parlez comme un épicier !»

Interdit, rougissant, je m'apprêtais à bafouiller une justification vaseuse, quand il me dit, l'oeil pétillant :

«Remarquez que vous avez raison : au moins, vous, les épiciers vous comprendront et pourront vraiment se soigner.»

Je n'ai jamais oublié cette leçon, malgré mes mauvaises habitudes d'intellectuel bourré de vocabulaire. Donc, si vous êtes épicier, ce livre est fait pour vous. Si vous êtes professionnel de Relation d'aide, médecin, thérapeute, masseur, ostéopathe, acceptez de laisser au vestiaire votre blouse, vos termes techniques et vos croyances. Ce livre est aussi pour vous. Je vais vous montrer, par une approche encore différente, comment nous fonctionnons mal. Sans perdre de vue un seul instant que vous êtes un être magnifique, vous avez laissé trop de fausses informations encroûter votre image et le programme qui devait l'entretenir. C'est pourquoi je vais prendre beaucoup de plaisir à vous montrer que, malgré le risque d'échec toujours présent quelle que soit la technique employée, rien n'est perdu, que tout peut se rattraper et que le temps, les obligations, les principes et les faux-semblants vous ont laissé intact au fond, tel que vous allez pouvoir vous retrouver. Si vous le voulez bien.

Je me rends parfaitement compte que pour quelqu'un qui va découvrir, au fil de ces pages, la synthèse d'un long chemin de recherche sans y être passé personnellement, les différentes notions, techniques et approches qui ont dû nécessairement être intégrées à une vision globale et méthodique peuvent sembler totalement décousues et dispersées. J'ai un peu peur, en pareil cas, que le fil conducteur de mon propos ne soit ni assez apparent ni suffisamment clair. Je désire donc en poser les principes et les grandes lignes directrices.

Lorsqu'on parle, à l'heure actuelle, de techniques de soins, on assiste à plusieurs phénomènes :

Il y a des médecins et des non-médecins. Les premiers se méfient des seconds qui détestent copieusement les premiers. Le malade en fait les frais. Ca m'agace.

Partout, même dans les techniques dites «psychosomatiques», le corps est arbitrairement séparé de l'esprit, l'homme de son environnement, et la spécialisation outrancière empêche toute approche concertée et cohérente. Le malade en fait les frais. Ca me dérange.

La «Querelle des Anciens et des Modernes» sévit en ce domaine comme en d'autres et fait des ravages. Chacun campe sur ses positions, refusant d'admettre qu'un autre que lui puisse, à l'aide de connaissances et méthodes différentes, être plus efficace ou mieux adapté au cas considéré. Le malade en fait encore les frais. Ca m'énerve.

La médecine classique ne peut pas tout. Les autres médecines non plus. Au lieu de chercher à se compléter mutuellement, elles s'entre-dénigrent et se déchirent à belles dents. Leur crédibilité en fait les frais. Le malade aussi. Ca m'ennuie.

Les «médecines nouvelles», pas si nouvelles que ça, ont introduit et développé la notion d'énergie. Tout le monde en parle, mais les différentes approches, les langages disparates, une fâcheuse tendance au délire ésotérique et le manque de bases scientifiques objectives nuisent à la clarté et à la crédibilité du sujet une fois encore. Et, une fois de trop, c'est le malade qui en fait les frais.

Si nous reprenons ces arguments, nous pouvons concevoir l'immense dispersion de toutes les notions touchant à l'humain et à tous ses défauts de fonctionnement. Pour essayer de regrouper dans une méthodologie cohérente le plus grand nombre possible de connaissances sur l'énergie, j'ai donc dû m'intéresser à plusieurs approches, classiquement pratiquées séparément les unes des autres :

Les méridiens d'acupuncture
Les çakras
Le corps énergétique
La notion de plans de conscience
La psychologie des inconscients
Différentes méthodes d'approche et de contrôle : réflexologie, auriculo-médecine...

Et, plus généralement, toutes les notions qui pouvaient amener de l'eau à mon moulin en me faisant percevoir les convergences de l'une à l'autre.

Cette dispersion d'origine peut expliquer l'apparente dispersion de mon discours. Les tentatives d'explications grâce à des modélisations théoriques issues des sciences physiques peuvent encore compliquer les choses.

Cependant, mon propos est clair, et se résume en quelques points que je tiens à préciser :

J'ai créé une méthodologie à l'application technique rigoureuse, qui est une synthèse de toutes ces notions jusqu'alors dispersées, voire apparemment antagonistes.

J'ai tenté autant que possible de relier ce qui était du domaine de l'impalpable, du flou, de l'invisible à des modélisations scientifiques démontrables.

J'ai créé un protocole d'analyse praticable par tout praticien de santé quel qu'il soit, permettant à toutes les branches, toutes les disciplines, toutes les approches de s'entendre, se compléter et se respecter, et ceci dans un seul but, qui, par-dessus nos Ego et nos amour-propres, devrait guider tout thérapeute : servir le malade le mieux possible.

Cette méthode n'a aucunement la prétention de remplacer les médecines actuellement existantes, puisque précisément sa raison d'être est de toutes les harmoniser dans le plus grand respect mutuel et en toute complémentarité. Je tiens particulièrement à la clarté de ce dernier point : elle est une passerelle cohérente et logique entre des domaines qui se croyaient antagonistes.

Enfin, derrière toute cette description des différents éléments qui la composent, existe un philosophie qui est mon moteur : l'Etre Humain est un Tout, partie intégrante d'un Tout plus vaste, et non une pièce rapportée tombant dans l'univers comme un cheveu sur la soupe. Tous nos efforts doivent tendre à lui restituer cette place, et à la lui faire comprendre en l'informant.

C'est ce que je tente de faire ici, avec la volonté constante de parler le plus simplement possible. L'idée que je défendrai toujours est que tout thérapeute se doit d'informer son patient, de lui enseigner son fonctionnement profond et les règles qui le régissent. Car ce livre est pour vous qui, à un moment ou un autre, pouvez avoir besoin de nos services et de faire le point en toute connaissance de cause.

Et si, en dernier lieu, je mets l'accent sur mon enseignement, c'est parce que je crois suffisamment à ce que je fais pour y avoir consacré ma vie et avoir envie de le transmettre.

Chapitre 2

ANDANTE

La fonction thérapeutique, c'est
la capacité d'oublier tout ce
qu'on a appris et d'être présent à
ce qui se passe.
C.G. Jung

Etapes d'un cheminement indécis

Ma biographie ne présente aucun intérêt. Etant incapable de faire autre chose que des études, j'ai dû assumer. Ma caractéristique principale étant une mémoire photographique, lisant tous les ouvrages scientifiques qui me tombent sous la main, ayant également une attirance pour les matières ésotériques, j'ai fini par faire une certaine synthèse.

Mon avantage est de travailler sur l'humain, ce qui fait que les hypothèses peuvent être immédiatement vérifiées et, n'ayant jamais manqué de cas à examiner, la statistique des bonnes idées et trouvailles est vite établie.

La physique et les mathématiques sont ensuite une excellente base pour modéliser certaines idées et les mettre à leur juste place.

L'exemple dramatique fourni plus haut montre clairement qu'en dix ans, un certain cheminement a été suivi, et que pour arriver à un résultat comme celui de Barbie et

Bout-de-Chou, il a fallu parcourir une sacrée distance dans la détection et la compréhension de certains mécanismes. Ce chemin est difficile, long, pas toujours drôle mais vraiment exaltant. Il n'est pas seulement motivé par le goût de la connaissance mais aussi par un ressenti qui en est, peut-être, l'élément le plus important.

Lui seul peut faire comprendre comment j'en suis arrivé à ce merveilleux outil qu'est l'Analyse-Réinformation Cellulaire, ses buts exacts, ses possibilités et ses limites, conséquences de ce que je ne voulais plus voir, subir et faire. J'ai, au départ, orienté ma vie dans la rigueur de l'observation et des mathématiques. La méthode scientifique, la vérification expérimentale d'une théorie fondamentalement logique, la possibilité de reproduction des phénomènes et de transmission des connaissances m'ont marqué de manière indélébile. Ce goût du rationnel m'a poussé, à une période de ma vie, à chercher à mathématiser l'être humain, exercice périlleux où je me suis cassé les dents, comme d'autres sans doute avant moi : l'Homme n'est pas une machine formée de pièces juxtaposées. Il ne peut se résoudre en équations, ou alors il faut lui appliquer des méthodes de calcul aléatoire.

Ma deuxième tendance, contradictoire apparemment avec la précédente, était un goût du contact humain et de la Relation d'Aide, qui est devenue un jour une nécessité. C'est ainsi qu'on se lance tête baissée et qu'on se trouve déçu. La médecine m'a confronté à la relation paperassière, qui règle le contact humain sur la base des taux de remboursement de l'assurance maladie, et transforme des humains potentiellement évolutifs en assujettis sociaux numérotés, étiquetés et déresponsabilisés. J'ai craqué, je suis parti. Si j'avais écouté ma mère, je serais agriculteur.

Ca, c'est pour la petite histoire. Ce qui m'a poussé vers des méthodes différentes est la gêne, déjà ressentie en cours d'études, de voir revenir à intervalles réguliers les mêmes malades. Ils osaient rechuter alors que j'étais quotidiennement éduqué dans la toute-puissance de la médecine ! Changer de posologie, de remède, employer des finesses de prescription et voir revenir le patient à la récidive suivante, réajuster jusqu'à la prochaine... dans ce cas-là, on commence à ressentir comme un malaise. Le médecin, contrairement à une croyance un peu trop répandue, ne s'en moque pas éperdument : il se sent malheureux, doute de son art et de lui-même. Sous ses grands airs de stabilité et de sérieux, il cache une blessure et une angoisse : «Est-ce que je ne me suis pas planté quelque part ?» Lui non plus n'est pas une machine. C'est un Etre Humain comme vous.

La première réaction est alors de bûcher comme un forcené. Si ça ne suffit pas à nous rassurer, nous commençons à loucher vers des voies moins conventionnelles. Les techniques «différentes» vont peut-être, nous offrir des trucs, des astuces qui, mises bout à bout, vont nous apporter la solution que ne nous offrait plus le classicisme. C'est ce qui m'est arrivé et je me suis alors rendu compte que les «trucs, ficelles et astuces», autrement dit les recettes, n'existaient pas. Les doutes et déceptions ne peuvent que s'accroître si l'on ne réalise pas une fusion, une synthèse de toutes les connaissances. Pas seulement des connaissances sur l'Humain, entité isolée, mais de tout ce qu'on est capable de comprendre sur l'Univers, milieu naturel de l'Homme qui en fait intégralement partie.

Nous suivons tous, dès que nous ressentons cela, le même processus : cette insuffisance des connaissances classiques nous porte vers d'autres modes thérapeutiques mais relativement connus. J'ai appris l'homéopathie, que j'ai assidûment pratiquée pendant de nombreuses années, et la médecine chinoise, dont l'acupuncture n'est qu'un aspect particulier. Cette dernière m'a surtout servi d'ouverture sur l'énergétique. Je ne l'ai, en fait, que peu pratiquée, en raison de sa "chinoiserie" : complexe, subtile, codifiée selon un mode de fonctionnement psychique et sémantique étranger à ma mentalité d'occidental, fermée car n'offrant plus de champ de découverte à ma curiosité, elle ne pouvait convenir à mon caractère un peu volcanique à l'époque. Mais elle a été le point de départ de ma recherche personnelle : à partir d'elle, j'ai voulu faire le tour de toutes les techniques considérant l'Etre Humain comme un élément de l'Univers, transformant, utilisant et renvoyant son énergie. Je n'en ai pas encore fait le tour complet. Ca viendra, j'ai toute la vie devant moi.

Immanquablement, quand on en arrive à ce stade de curiosité passionnelle -maladive, on se trouve confronté tôt ou tard à des connaissances et écoles de pensée plus philosophiques, plongeant leurs racines dans l'ésotérisme pur et dur. C'est ici qu'il faut se méfier pour ne pas transformer en délire mysticogélatineux ce qui était jusqu'alors recherche de voies nouvelles. Beaucoup s'y sont laissé prendre. J'ai failli. J'ai résisté. Mais j'en ai retiré beaucoup de bonnes choses, dont un certain nombre m'ont permis de sortir des limitations de la raison pure, et de trouver une logique à certains faits inexplicables.

Puis le hasard (vous dites : "le hasard ?") m'a mis en contact avec des personnes très intéressantes, généreuses de leur aide et de leur savoir. Thérapeutes ou non, il s'agissait toujours de gens dont la curiosité rejoignait la mienne, qui m'apportaient leur savoir issu de civilisations et de visions du monde que je n'aurais jamais soupçonnées, ou que la lecture de bouquins m'auraient peut-être fait prendre totalement à contresens. Ne m'apprenant rien au sens scholastique du terme, me renvoyant sans cesse à moi-même pour les réponses à mes propres questions, dans une vraie démarche maïeutique, ils ont modifié profondément mon mode de raisonnement.

C'est ainsi que, grâce à tous ces maîtres successifs, médecins ou non, classiques ou "différents", occidentaux ou orientaux, je me suis retrouvé bien embarrassé : qui trop embrasse mal étreint, dit le proverbe. Je me retrouvai dépositaire d'une impressionnante panoplie de "médecines parallèles", ou "différentes", que je préfère appeler "complémentaires" pour deux bonnes raisons : la première est qu'elles peuvent toutes être un bon apport, un merveilleux complément à la médecine classique occidentale, la deuxième est leur complémentarité mutuelle malgré d'apparentes contradictions.

Mais ma "panoplie" incluait désormais, entre autres choses, et sans parler des démarches philosophiques et connaissances ésotériques : la médecine chinoise, la médecine ayurvédique, la médecine occidentale, la psychologie Freudienne, Jungienne, la psychosynthèse, la Programmation Neuro-Linguistique, les connaissances chamaniques, les différentes méthodes d'ostéopathie, l'ostéophonie, l'homéopathie, la phytothérapie, les huiles essentielles, j'en oublie et j'en passe. Je me retrouvai devant un problème pire que le précédent : de toutes ces méthodes, laquelle choisir ? Comment voir d'emblée celle qui sera la mieux adaptée ? Sans compter avec un phénomène extrêmement agaçant : le trop-plein de connaissances ne risque-t-il pas de nous faire rater l'essentiel ? Le facteur-temps, nous obligeant à faire vite, ne joue-t-il pas contre nous ?

Le temps de s'y retrouver dans une boîte à outils aussi fournie mais en désordre, et le malade est mort. De vieillesse.

Deuxième facteur non négligeable : les incompatibilités entre les techniques. Or, c'est faux! Tout ce qui touche à l'Humain et sait donner des résultats positifs ne peut, par essence, être contradictoire avec autre chose qui améliore également l'état général. Ceci signifie très clairement qu'il existe un fond commun à toutes les méthodes, qu'il convient de dégager et modifier. Les querelles d'école, trop fréquentes et même systématiques, qui ne sont que des luttes de pouvoir des chefs d'école reprises par leurs disciples, empêchent ceux-ci d'échanger, d'apporter et recevoir des éléments qui ne pourraient que leur ouvrir de nouvelles dimensions.

L'étape décisive de l'outil principal

Tu n'oublieras jamais la terre qui t'a nourri et le ruisseau qui t'a désaltéré dans ton enfance.
Proverbe arabe

L'embarras du choix fut résolu grâce à la rencontre capitale de trois hommes extraordinaires : le Docteur Paul Nogier et deux de ses disciples, les Docteurs André Secondy et Claude Piro. Leurs recherches ont été pour moi la "post-combustion" qui m'a permis de décoller.

Dans les années cinquante, Paul Nogier créa l'auriculothérapie, méthode de détection et de traitement de certains troubles par puncture sur une zone-réflexe très particulière : le pavillon de l'oreille externe. Rapidement schématisée, une zone-réflexe est une plage cutanée ou muqueuse sur laquelle existe, sous forme de points plus ou moins comparables à ceux de l'acupuncture, une cartographie de tous les organes et toutes les fonctions du corps. Tout mauvais fonctionnement d'un organe fait apparaître un point douloureux correspondant. Planter une aiguille dans ce point rééquilibre l'organe ou la fonction en rapport.

Ceci est une simple réflexologie. Mais, par la suite, Paul Nogier s'aperçut de deux choses : toucher le point faisait varier l'amplitude du pouls, et le point lui-même était le siège d'une fuite d'énergie hors du corps, fuite retrouvée en plus grand sur l'organe. Ceci fut l'amorce d'une méthode consistant à "bloquer" cette fuite en posant dessus une structure empêchant l'énergie de sortir : un filtre. L'auriculomédecine était née. L'arrêt d'une fuite entraînait automatiquement l'apparition d'une autre, révélant ainsi la cause cachée de la pathologie la plus apparente. Le processus pouvait se répéter : en bloquant la deuxième fuite, on trouvait la troisième, et ainsi de suite pour aller le plus loin possible vers la cause profonde des troubles.

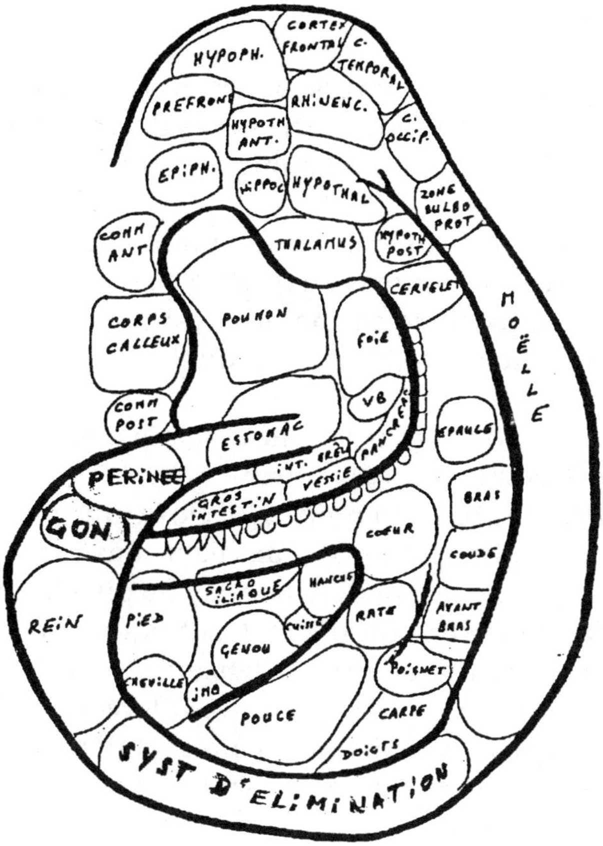

Rassurez- vous, ceci n'est pas une erreur de montage : reportez-vous aux photos plus loin et vous comprendrez que c'est ainsi que nous voyons vos oreilles, à cause de notre position.

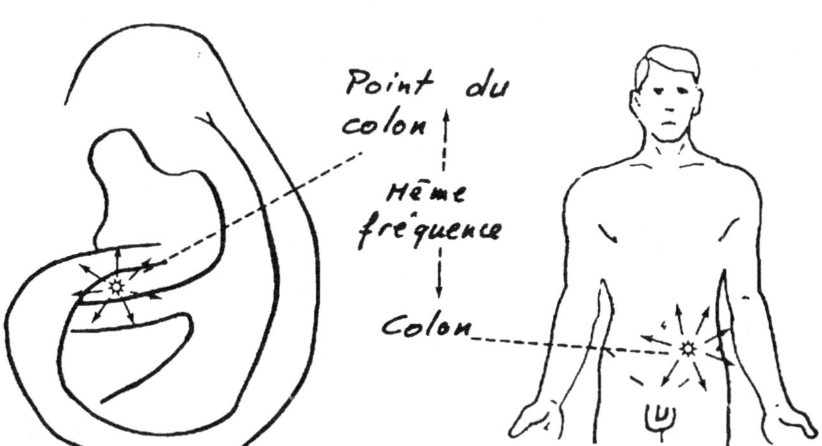

Les filtres détecteurs

Déviations, inhibitions, blocages, patterns (1), tous ces éléments d'une chaîne de réactions successives doivent être détectés avec précision, et leurs relations de cause à effet dûment établies.

Je vais tenter de simplifier au maximum : tous les organes sont la source d'une émission d'énergie sous forme de fréquences spécifiques. De même, les systèmes et le corps tout entier émettent une série de fréquences qui leur est propre.

Chaque filtre est donc la visualisation d'une émission spécifique et ne ressemble à aucun autre.

Pour comprendre la base du procédé, il existe une petite expérience très simple : prenons deux diapasons accordés sur la même longueur d'ondes, autrement dit sur la même note, et frappons sur l'un d'eux. L'autre, que nous n'avons pas touché, placé à peu de distance va se mettre aussi à vibrer : il est entré en résonance. Rééditons l'expérience avec deux diapasons donnant des notes différentes, il n'y aura pas résonance. Imaginons maintenant un support matériel dont la structure constitue un résonateur et piège la vibration émise par un organe : l'onde ne passera pas à travers cette structure si elles sont harmoniques l'une de l'autre, mais va être renvoyée là d'où elle vient. Le phénomène est plus compréhensible sur le dessin :

---

(1) Pattern = modèle. Schéma inconsciemment reproduit face à une situation donnée. Comportement répétitif.

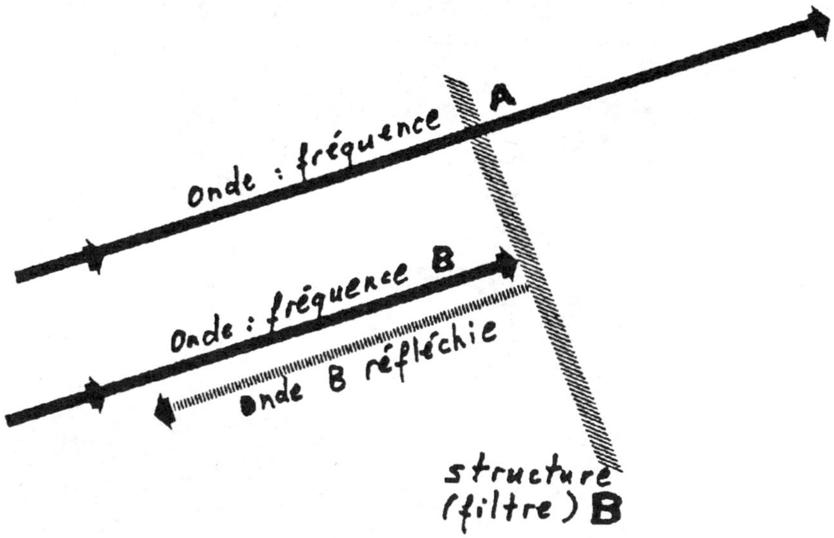

Le filtre piège l'onde, la renvoie à l'expéditeur, comme un miroir renvoie un rayon lumineux. De plus, en résonnant, il va renvoyer plus que ce qu'il reçoit.

Utilité pratique : tout simplement, dès qu'un organe ou une fonction présente une anomalie, la fréquence qui s'y rattache fuit hors de l'organisme, dans une tentative de ce dernier pour rééquilibrer, tant bien que mal, la balance des énergies qui l'animent. C'est cette fuite que le filtre va capter, et, s'il correspond à la fréquence en fuite, va renvoyer. De plus, ainsi que mentionné plus haut, il va résonner et envoyer sa fréquence propre. L'organisme faisait fuir cette fréquence en excès pour se protéger, s'adapter à des conditions défavorables, et on la lui renvoie : le microstress qui en résulte entraîne de nouvelles réactions d'adaptation, des modifications profondes au sein **de toutes les cellules,** avec des répercussions dont la plus intéressante est un changement de la force d'impact du pouls : c'est **le signal,** c'est cette modification des pulsations qui nous renseigne, nous fait savoir si nous avons trouvé le filtre adéquat. Chaque filtre étant spécifique d'une série fréquentielle don-

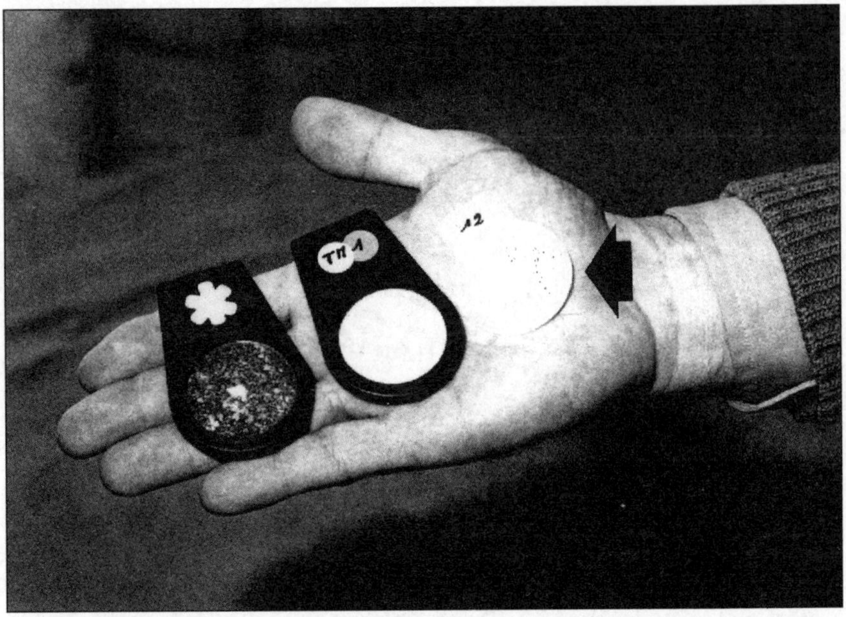

Type de filtres utilisés dans les médecines énergétiques

née et uniquement d'elle, nous savons exactement à quoi nous avons affaire.

Lors de la plongée dans les profondeurs, la remontée de la piste, la succession des filtres, dûment notée, visualise parfaitement tous les enchaînements.

Anecdote : lorsque je fais des séminaires de démonstration de la méthode, le public est extrêmement varié : thérapeutes en recherche de perfectionnement, public branché qui cherche un chemin de qualité de vie, simples curieux désirant connaître une nouvelle ouverture, sceptiques de naissance qui viennent exercer leur esprit critique. A tous, dès la première fois, je fais percevoir le signal du pouls, à leur grand étonnement et tous en même temps, ce qui est encore plus drôle. La surprise majeure est de réaliser que ce signal est facile à percevoir sans aucun don particulier.

Comment va donc se passer la «plongée» au fond du problème ? Le plus simple est encore le schéma suivant : la fuite A est bloquée par la pose du filtre A. Ceci oblige la perturbation B, cause de la perturbation A, à se démasquer sous forme d'une nouvelle fuite B : elle «reprend ses poubelles». Le filtre B la bloque, et sa cause apparaît sous forme d'une fuite C, bloquée à son tour par le filtre C, et ainsi de suite...

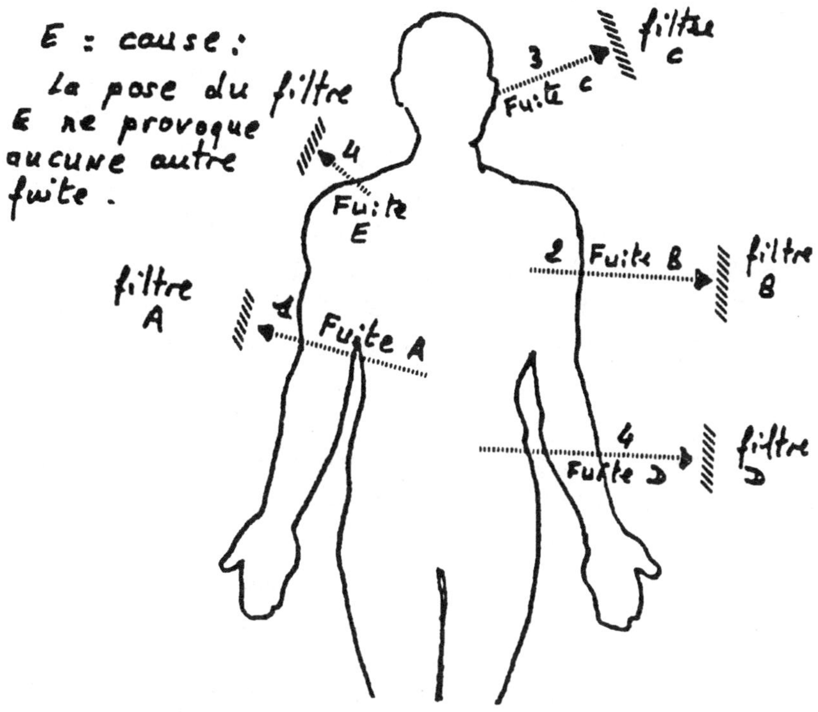

...jusqu'à la découverte de la dernière fuite, dont le «colmatage» n'en révèle aucune autre, qui correspond à la première pathologie, à la racine du processus morbide.

Voilà une grille de lecture d'une importance primordiale, car elle a été l'outil indispensable grâce au support matériel, précis et aisément visualisable que constituent les filtres. Elle m'a permis d'effectuer point par point toutes les vérifications me permettant d'avancer avec certitude tout ce que j'expose ensuite : le filtre n'a ni état d'âme, ni idée préconçue. Le pouls, s'il réagit, est un signal objectif. Seule l'interprétation peut être contestable si elle ne se base pas sur une grande rigueur et beaucoup de recul.

Le «terminal» des zones-réflexes

Sans vouloir comparer l'Homme à une machine, ce qui ne serait qu'une description fort incomplète de cet être merveilleux, je dirai qu'à tout ordinateur, si perfectionné soit-il, il faut un bon terminal permettant de visualiser correctement le résultat de ses calculs. Ces terminaux, nous les possédons : il s'agit des zones-réflexes.

Définition : il s'agit de plages de la surface cutanée où, sous forme d'émissions fréquentielles, est reproduite une cartographie de **tout l'être**, corps et esprit. J'insiste bien là-dessus : **corps et esprit**. Tout ce qui, dans l'organisme, organe, système, corps, séries fréquentielles, émet une fréquence, est reproduit sur ces zones, **la reproduction émettant la même série fréquentielle que l'original**. Ceci permet de visualiser avec une précision redoutable les fonctions bloquées. Or, si certaines zones-réflexes sont plus connues que d'autres et largement utilisées à l'heure actuelle, je peux cependant affirmer qu'il en existe un grand nombre. J'en dégage cependant trois principales d'une grande utilité dans le cadre de l'Analyse-Réinformation Cellulaire :

* le pavillon de l'oreille, découvert par Paul Nogier (1) et utilisé en auriculomédecine,

* la plante des pieds,

* les métamères.

---

(1) Paul Nogier : «L'homme dans l'oreille» et «De l'auriculothérapie à l'auriculomédecine» (Ed. Maisonneuve)

A tout seigneur, tout honneur : je vais me limiter au pavillon de l'oreille.

Le Docteur Nogier a créé, grâce à cette importante zone-réflexe, l'auriculothérapie, puis l'auriculomédecine, qui reste pour moi un très bel outil de travail, même si je suis passé depuis à d'autres dimensions. Ce que j'expose tout de suite, ce sont les trois cartographies différentes ci-dessous, qui sont complémentaires. Schématisées plus globalement, elles représentent trois dispositions différentes des dérivés des trois feuillets embryonnaires : l'endoderme, le mésoderme et l'ectoderme, qui sont à l'origine de tous nos tissus, tous nos organes. Ce qui est remarquable, c'est qu'une même plage va appartenir, selon la phase dans laquelle elle se trouve, tantôt à l'un, tantôt à l'autre des feuillets, permettant de définir des trépieds symptomatiques : ceci signifie qu'au lieu de donner pour trois symptômes différents, sans aucun rapport entre eux, trois traitements différents, il suffira bien souvent de réharmoniser un point de zone-réflexe. Celui-ci va renvoyer le signal de réharmonisation aux trois sites auxquels il correspond. En une seule manoeuvre, on verra se rééquilibrer trois pathologies en même temps.

Deux exemples de trépieds symptomatiques : (1) dans le lobule existe un point qui représente en phase 1 le lobe préfrontal du cerveau, en phase 2 les voies biliaires et en phase 3 les ovaires. Il a son utilité dans la sédation des migraines cataméniales : maux de tête et «mal au foie» lors des règles. (2) encore plus parlant pour la grande majorité des gens : il existe un point, appelé «point d'angoisse», représentant en phase 1 le colon sigmoïde, en phase 2 l'épaule et en phase 3 l'angoisse. Remarquez que tous les anxieux présentent une colite spasmodique, avec douleurs, ballonnements, et qu'à un stade plus évolué, ils ont une forte chance de souffrir de périarthrite scapulo-humérale, autrement dit une douleur d'épaule intense qui les empêche de lever le bras : ils ne peuvent plus faire le geste de se coiffer.

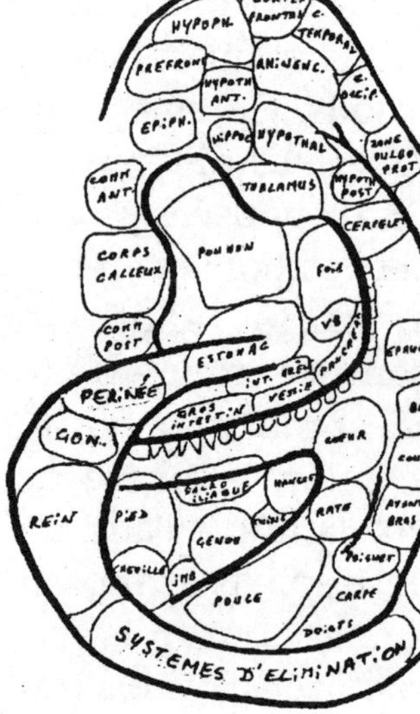
HYPOPH.
PREFRONT
AN.NENC.
HYPOTH ANT.
EPIPH.
HYPOTHAL
ZONE BULBO PROT
COMM ANT.
THALAMUS
HYPOTH POST
CERVELET
CORPS CALLEUX
POUMON
FOIE
MOELLE
COMM POST
VB
ESTOMAC
EPAULE
PERINEE
INT. GRELE
VESSIE
GROS INTESTIN
BRAS
CON.
COEUR
COUDE
SACRO ILIAQUE
HANCHE
REIN
PIED
RATE
AVANT BRAS
GENOU
CHEVILLE
POIGNET
POUCE
CARPE
DOIGTS
SYSTEMES D'ELIMINATION

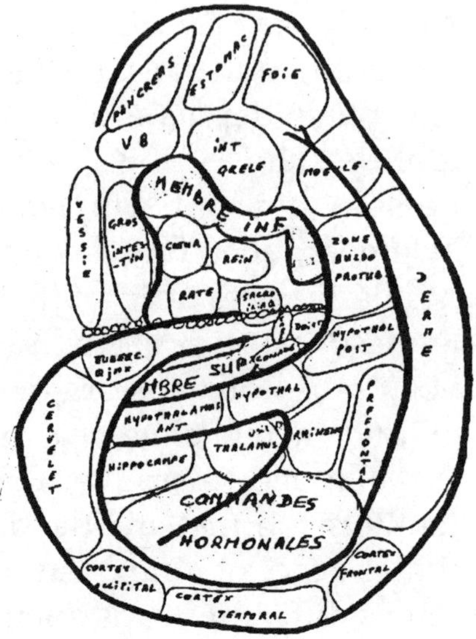
PANCREAS
ESTOMAC
FOIE
VB
INT GRELE
MOELLE
MEMBRE INF
VESSIE
GROS INTESTIN
COEUR
REIN
ZONE BULBO PROTUB.
RATE
DERME
DOIGT
HYPOTHAL POST
MBRE SUP
HYPOTHAL
PREFRONTAL
CERVELET
HYPOTHALAMUS ANT
THALAMUS
HIPPOCAMPE
COMMANDES HORMONALES
CORTEX FRONTAL
CORTEX TEMPORAL

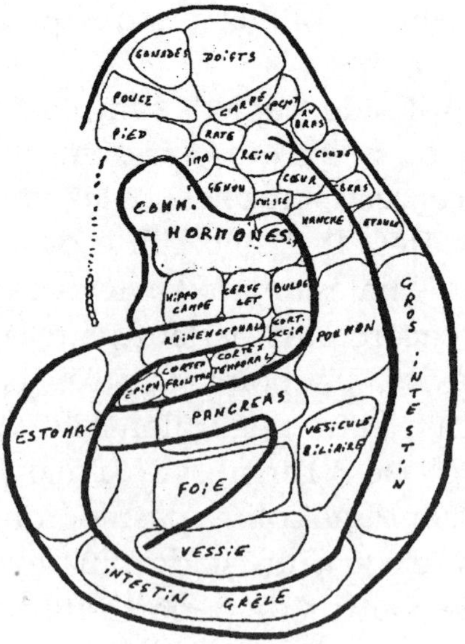
GONADES
DOIGTS
POUCE
CARPE
PIED
RATE
AV BRAS
REIN
COUDE
COEUR
BRAS
GENOU
VESSIE
COMM. HORMONES
HANCHE
EPAULE
HIPPO CAMPE
CERVE LET
BULBE
GROS INTESTIN
RHINENCEPHALE
POUMON
CORTEX FRONTAL
CORTEX TEMPORAL
EPIPH
PANCREAS
ESTOMAC
VESICULE BILIAIRE
FOIE
VESSIE
INTESTIN GRÊLE

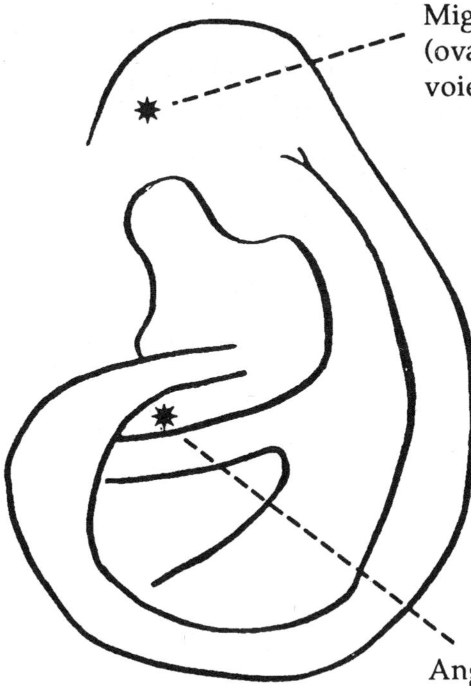

Nogier a nommé ces trois projections phases 1, 2 et 3, cette dénomination en ce qui concerne d'autres grilles de lecture vient d'autres domaines : les phases de Nogier coïncident avec des modèles de physique théorique que nous verrons dans peu de pages.

Cette similitude étroite m'a beaucoup aidé à y voir clair. La phase 1 est une image à polarité plus organique, matérielle, alors que la phase 2 a une inflexion plus psychique et spirituelle. La phase 3, intermédiaire des deux autres comme dans les autres modélisations, répond plutôt au mouvement évolutif de l'Homme en croissance, en construction, corps et esprit. Cette notion est devenue pour moi plus claire par la suite, avec d'autres découvertes.

La zone-réflexe du pavillon auriculaire permet de localiser avec précision les organes qui sont en souffrance.

Elle permet de ce fait l'approfondissement, l'affinage des notions récoltées. Les localisations d'organes donnent une vision différente, sur un plan de conscience plus analytique : l'énergie débloquée sur un plan général peut rester «coincée» dans un foyer localisé à un organe, viscère, vertèbre, cicatrice, que les somatotopies précises permettent de localiser à coup sûr. Le traitement local vient alors, bien souvent, compléter, voire permettre la réharmonisation générale.

Ce genre de procédé provoque parfois des surprises : débloquer une sciatique en soignant un foie perturbé par un problème affectif est assez étonnant. Mais que demande le peuple ? D'être soulagé. C'est ce qui compte.

Le chant du départ

André Secondy et Claude Piro devaient effectuer un grand progrès, avec la médecine métergique devenue depuis la méthodologie holoénergétique : soigner des organes, c'est bien, mais, si on considère l'homme comme un tout, pourquoi ne pas s'intéresser plutôt aux systèmes qui, globalement, régissent les interactions entre organes, entre corps et esprit ?

Cette méthode, plus globale, plus générale, devait m'ouvrir toute grande la porte. En effet, claire, pratique, aisée, basée sur des éléments matériels précis, les filtres, sur ma lecture tout aussi précise d'une zone-réflexe, le pavillon de l'oreille, sur une prise rigoureuse du pouls, elle me fournit l'instrument d'investigation et de vérification idéal de tout ce que je pressentais, et qui devait m'amener à la modélisation de l'Analyse-Réinformation Cellulaire.

Et puis, André est mort. Je n'ai pas eu le temps de lui dire combien je l'aimais et l'admirais. Ca se fait difficilement, avec nos bêtes conditionnements. Claude continue. Sa méthode a évolué. C'est bien, elle est toujours intéressante. Nos chemins se sont séparés, nous ne nous adressons plus aux mêmes structures et concepts, mais dans toutes mes conférences et stages, je rends hommage à Nogier, Secondy et Piro. C'est normal. Ils m'ont appris à marcher et m'ont donné le biberon.

J'espère de tout coeur que, dans un avenir proche, un de mes élèves utilisera ma méthodologie pour créer autre chose avec des apports que je ne soupçonne même pas, et saura m'aimer comme j'aime ces trois-là.

Mon seul regret, mon Claude, si tu me lis, est que tu ne croies ni à l'acupuncture, ni à l'ayurvéda, ni à l'homéopathie, ni aux psychothérapies, ni à l'ostéopathie, ni à rien d'autres qu'aux remèdes classiques. C'est ici que nous nous séparons vraiment, en vertu du simple et unique principe qui me guide : ne jamais rien rejeter sans l'avoir expérimenté, ne croire à rien mais être ouvert à tout.

Ce que nous ne devons jamais oublier, tous tant que nous sommes, quelle que soit notre pratique, et quel que soit le degré que nous avons su atteindre sur le plan de la technique et des résultats, c'est que nous sommes tous des «bébés-Nogier» au départ, et pour certains d'entre nous, des «bébés-Secondy-Piro». Nous sommes nombreux actuellement à utiliser des systèmes de filtres, chacun dans un domaine différent, et quoi que nous ayons pu ou su rajouter, quelle que soit la voie dans laquelle nous nous sommes engagés, nous nous devons d'avoir la reconnaissance du ventre et de leur rendre hommage, car sans leur apport, nous en serions encore à chercher laborieusement une méthode de vérification de l'application correcte des connaissances que chacun d'entre nous, en fonction de sa vie propre, a désiré approfondir et harmoniser.

La première passerelle : les points vitaux

En pratique quotidienne j'utilisais donc la médecine métergique. Elle me permettait d'aller de plus en plus profondément vers les causes des troubles. Mais une insatisfaction me taraudait sans cesse : comment arriver à la faire coller, malgré des contradictions apparentes, avec tout ce que je savais déjà et souhaitais utiliser ? La combiner avec la médecine chinoise, tibétaine, ayurvédique et occidentale, avec la psychologie sur laquelle j'ai toujours été branché - surtout C.-G. Jung - , et pouvoir expliquer ce que je faisais exactement avec la rigueur héritée des maths et de la physique théorique ?

Je me suis souvent représenté les techniques de soins comme des sortes de tours d'ivoire, isolées les unes des autres, du haut desquelles les praticiens se toisent comme des chiens de faïence, campant sur leurs positions et refusant d'admettre les connaissances et le ressenti des autres, quand ils ne se tirent pas dessus. Et, au milieu, ne sachant où aller et qui appeler à son aide, le malade, complètement perdu, désorienté, non informé quand ce n'est pas contre-informé ou désinformé par les occupants d'une des tours, ne pouvant admettre qu'il aille frapper à la porte d'une autre.

Puis, de temps en temps, existe un praticien qui va sortir de sa tour, s'instruire dans quelques autres... et construit la sienne propre, tout aussi isolée et jalousement gardée.

Je dois l'avouer, j'en ai passablement souffert. J'ai fait la tournée des " tours d'ivoire ". Dans chacune, j'ai appris ce qu'il fallait, mais ai dû constater à mon grand dépit que ce que j'avais appris dans les autres était considéré comme nul et non avenu. Il est très difficile d'admettre, lorsqu'on suit un cours d'énergétique avec des novateurs, de les voir partir d'un rire gras lorsqu'on parle d'homéopathie, ou d'acupuncture, ou de toute autre technique qui ne soit pas de chez eux.

J'ai donc axé mon travail sur la recherche de passerelles pouvant relier entre elles toutes ces tours. L'image que je peux donner de l'Analyse - Réinformation Cellulaire tient en ce simple mot : " **passerelle** " permettant le passage d'une technique à l'autre, des médecines matérialistes aux médecines énergétiques, des médecines énergétiques entre elles, des concepts orientaux aux occidentaux, du corps à l'esprit, de l'Homme à l'Univers, en allant le plus loin possible dans cette démarche pour pouvoir aller au-delà des contradictions apparentes.

Le chemin était long et difficile. Il n'est sans doute pas terminé.

Je pense que le plus simple est de retracer les étapes telles que je les ai vécues. Elles suivent une logique : celle du praticien qui, jour après jour, doit avoir un fort taux de réussite tout en constatant des anomalies, qu'il devra expliquer et résoudre afin de progresser, a des intuitions, les vérifie, et, écoutant son patient, établit peu à peu des liens entre le vécu de celui-ci et ses propres trouvailles.

Au départ, lorsqu'un filtre me signalait, par l'intermédiaire du pouls, une anomalie dans la fréquence donnée, je cherchais sur la zone-réflexe le point qui donnait la réaction de ce même pouls en effectuant un balayage filtre-oreille, comme ceci :

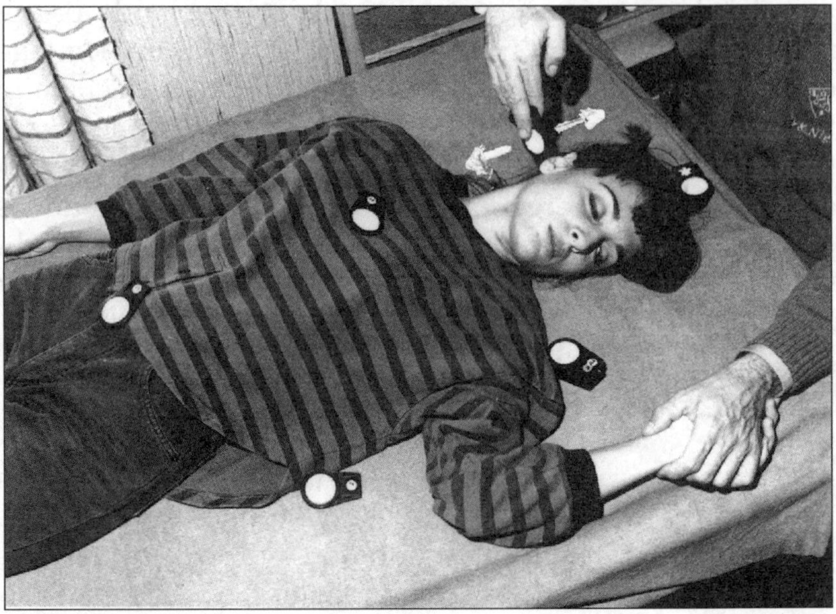

Une fois le point trouvé sur la zone-réflexe, il suffisait de se reporter aux cartographies, et d'aller vérifier sur les organes auxquels correspondait le point l'existence d'une émission énergétique pathologique. Outre que ça posait parfois l'embarras du choix, je me trouvais alors en présence de symptômes. L'obligation de remonter d'un organe à l'autre ne permettait pas d'aller très vite à la cause profonde.

On ne peut pas vraiment, en pareil cas, parler d'échec lorsque le résultat se fait par trop attendre, mais ce manque de rapidité engendrait chez moi l'insatisfaction.

La méthode métergique apprise avec Secondy et Piro permettait déjà, par sa globalité, d'aller plus en profondeur. Mais je sentais qu'il me manquait quelque chose, notamment en raison de toutes ces notions fondamentales, apprises dans d'autres enseignements plus exotiques, que je sentais à la fois très proches et manquantes dans le processus d'investigation. Je ne savais tout simplement pas me les rappeler au bon moment, ce qui prouve bien qu'apprendre par coeur une foule de notions diverses n'entraîne pas forcément leur intégration automatique et ne rend pas obligatoirement intelligent.

A mesure que le nombre de cas observés s'accroissait, une certitude émergeait : pour chaque région du corps, je trouvais non pas une mais deux fuites d'énergie. Une sur l'organe lui-même, bien entendu, mais aussi, pour une région donnée, une autre à un endroit précis, toujours le même. Par exemple, comme représenté ci-dessous.

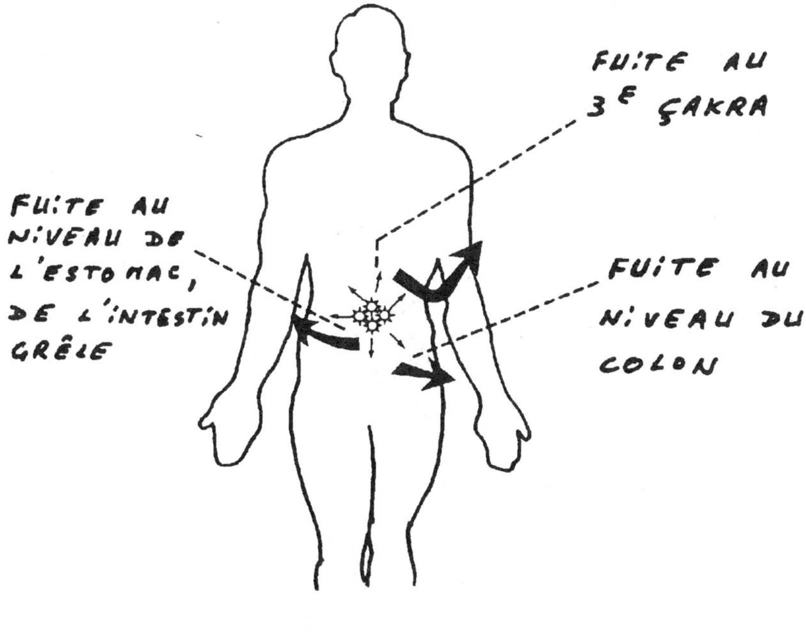

Pour tout viscère abdominal existait une très forte réaction du pouls à un lieu précis, à mi-chemin entre la base du sternum et l'ombilic : le troisième çakra.

A la base technique fournie par l'holoénergie s'ajoutaient les notions acquises en médecine orientale. Première synthèse entre deux formations : j'appris à globaliser encore plus qu'avant grâce à des notions jusqu'alors hypothétiques et plutôt ésotériques : les çakras.

La circulation d'énergie

Pour effectuer dans la plus parfaite harmonie la transformation d'énergie entre ciel et terre, il est indispensable qu'elle puisse circuler librement au sein de l'Etre. Imaginons ce que donneraient deux nappes continues circulant dans un même conduit, un même canal : au moment de leur rencontre, leur affrontement conduirait à un blocage et elles cesseraient de circuler. Visualisez pour cela l'image de deux peintures de couleurs différentes, vidées chacune à l'extrémité d'un plat creux et qui couleraient l'une vers l'autre : la limite entre les deux serait relativement nette. Il n'y aurait pas de mélange à moins de les touiller énergiquement. Extrapolez maintenant cette image à la diffusion des énergies dans le corps, qui donneraient le schéma suivant :

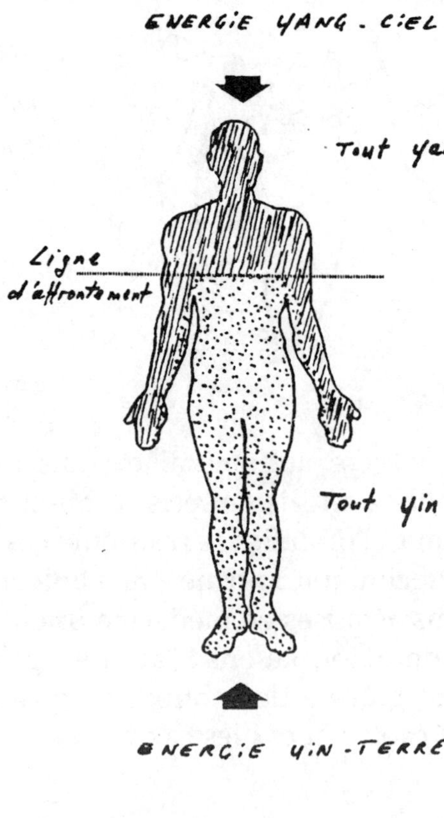

Par contre, si elles circulent dans des petits «canaux», les uns spécifiques du Yin et les autres du Yang, elles vont pouvoir s'entrecroiser et circuler librement, et, à certains points de contact, d'échange entre ces «vaisseaux» énergétiques, subir les transformations successives et interactions qui vont créer toute la dynamique de l'ensemble. La médecine Ayurvédique les a nommés «nadis», et a fixé symboliquement leur nombre à soixante-douze mille. Ce serait un peu long à examiner. Ils forment un treillis serré qui assure la morphogenèse de tous les éléments du corps, de l'organe à l'organisme tout entier.

Les médecins chinois, astucieux, les ont regroupés en «paquets», en «quanta» de six mille nadis, réalisant l'image des méridiens d'acupuncture, sur lesquels les points sont les lieux de transformation et de distribution énergétique. Appendices, prolongements, «antennes» des champs morphogénétiques des organes dont ils portent le nom, que ce soit le foie, le gros intestin ou la rate, ils représentent déjà une globalisation (1) des fonctionnements en évitant de se fourvoyer dans une somme de petits détails inutiles et contradictoires (2) de la pathologie parce qu'ils font référence à des concepts énergétiques et ne doivent aucunement être assimilés aux concepts occidentaux liés aux mêmes termes.

Chaque organe-mère, qui ne doit aucunement être confondu avec l'organe connu en anatomo-physiologie occidentale, est rattaché à un aspect fonctionnel plus général, comprenant le corps, le psychisme et la partie inconsciente de l'Etre, les énergies ancestrales qui viennent moduler nos comportements et nos réactions face à l'extérieur.

Mais attention : il est possible d'aller encore plus loin dans la globalisation des nadis. C'est le pas franchi par les médecines Ayurvédique et Tibétaine qui les réduisent au nombre de trois :

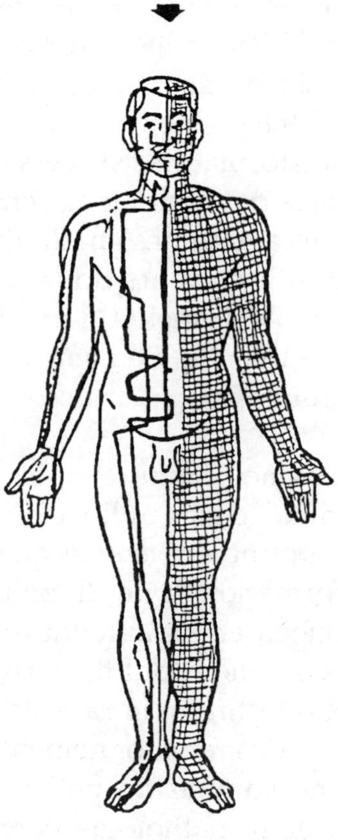

(1) Ida Nadi, canal de l'énergie Yin, féminine, qui symbolise la Femme, le versant féminin de la personnalité et toutes les forces et fonctions s'y rattachant, la mère, l'influence qu'elle représente et le rapport avec elle, que ce soit l'hérédité qu'elle a transmise, la relation à elle, les principes selon lesquels elle a participé à notre éducation et notre structuration.

(2) Pingala Nadi, canal de l'énergie Yang, masculine, symbole de l'Homme, du père, des influences héréditaires, éducatives provenant de lui et de tout ce qu'il peut représenter dans notre développement.

(3) Au centre, en équilibre, équidistant aux deux autres, Shushumna, le Nadi résultant, l'axe qui ne peut «pousser» droit que dans l'harmonie et l'équilibre des influences des deux autres. C'est sur lui que se situent les çakras. Si les deux autres sont nos références premières, nos composantes, nos bases, seul Shushumna représente le résultat, nous représente. Sa construction progressive est notre développement personnel.

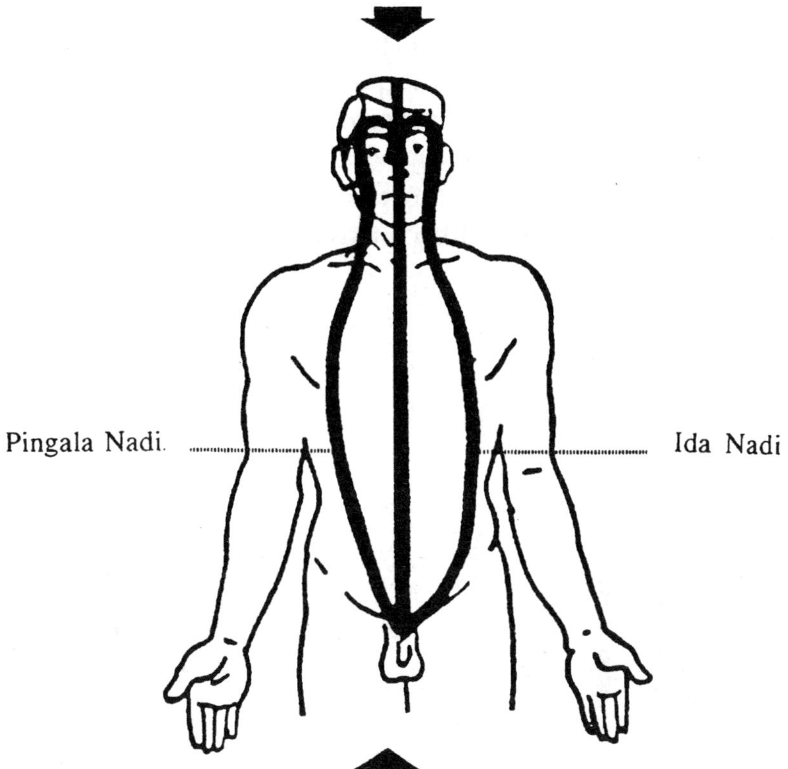

Pour comprendre ce qui suit, posons le principe que la forme de base de l'univers est la spirale. Reprenons le schéma ci-dessus, avec Shushumna tout droit au centre, dressé entre ciel et terre, et spiralons les deux autres tout autour, pour obtenir le symbole du Caducée d'Hermès, représentation de l'Homme construit, harmonisé, canal parfait des énergies, accompli, ayant grandi progressivement, patiemment, en harmonie totale entre ses références masculines et féminines, entre père et mère, tirant partie des qualités, dons et possibilités de l'un et de l'autre.

Ces possibilités sont de plusieurs ordres : héréditaires, physiques, psychiques, et également toutes les archives stockées dans les inconscients légués par nos géniteurs et les lignées qui les ont précédés. Je dois préciser que dans toutes les traditions bien interprétées, le serpent, loin d'être un animal hideux et démoniaque, représente le symbole de la Connaissance, de la Conscience, lunaire, intuitive et symbolique chez Ida Nadi, solaire, inductive et conceptuelle chez Pingala Nadi. Notre harmonie résulte de l'utilisation judicieuse et équilibrée des deux à la fois.

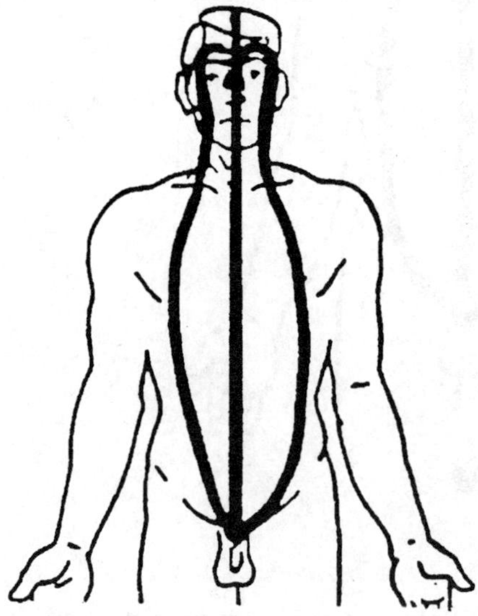

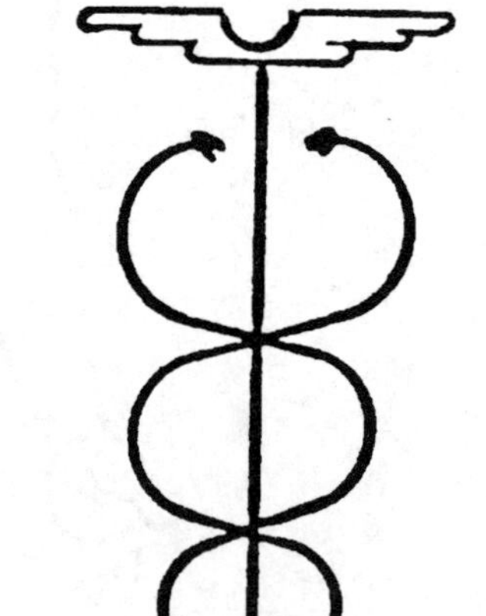

Bien entendu, la représentation qui en est faite ici se trouve à plat sur une feuille de papier, et ne rend pas compte de la spiralisation dans l'espace. Elle présente cependant un avantage : c'est grâce aux entrecroisements des deux serpents que l'on peut placer dessus les relais ou centres de transformation progressive de ces deux énergies sans lesquelles nous ne fonctionnerions tout simplement pas : les çakras.

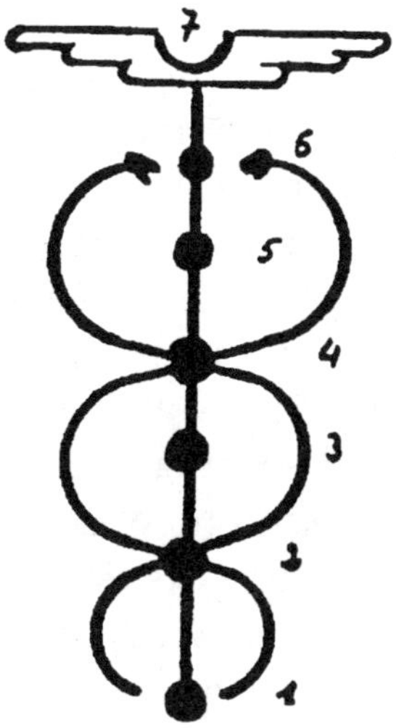

Les çakras

Je dois avouer avoir eu longtemps la tentation de transformer leur nom pour les appeler CTDE : Capteurs - Transformateurs - Distributeurs d'Energie, tant le nom de «çakras» a été galvaudé et ridiculisé par tous les tripatouilleurs d'énergie qui sévissent actuellement et transforment en délire ésotérique les renseignements fournis par ce merveilleux instrument de compréhension et d'aide qu'ils représentent pour celui qui se cherche. J'ai, de ce fait, toujours un petit pincement au coeur quand j'utilise ce mot, car ces abus entraînent le doute quant au sérieux de ceux qui l'emploient. Mais, au fond, pourquoi renier un nom issu d'une connaissance et de méthodes qui ont, depuis longtemps, fait leurs preuves, et considèrent simplement l'Homme sous un autre angle que l'occident ?

Dans un certain nombre d'ouvrages, j'ai vu des çakras de tous les types, hélas jamais placés aux mêmes endroits, affublés d'attributions de fonctions plus ou moins fantaisistes. Je ne prétends aucunement tout savoir sur ce sujet, loin de là, car qui peut s'en vanter ?

1) Localisation

Il est certain que beaucoup de gens, qui les ont étudiés en profondeur, pourraient m'en remontrer. Mais la théorie m'indiffère. Ce que je veux essentiellement partager, c'est de la pratique, des localisations et des fonctions ainsi que des mécanismes basés sur une utilisation quotidienne et sur la découverte progressive, inéluctable, au fil des années et d'un grand nombre d'observations. Mon principe majeur est d'abord de me faire mon idée, de la vérifier, la critiquer, d'approcher par tâtonnements successifs et corrections incessantes. Cet empirisme total est de mise lorsque des théories contradictoires risquent de nous égarer. Donc, voyons leurs localisations, basées sur l'observation de cas réels.

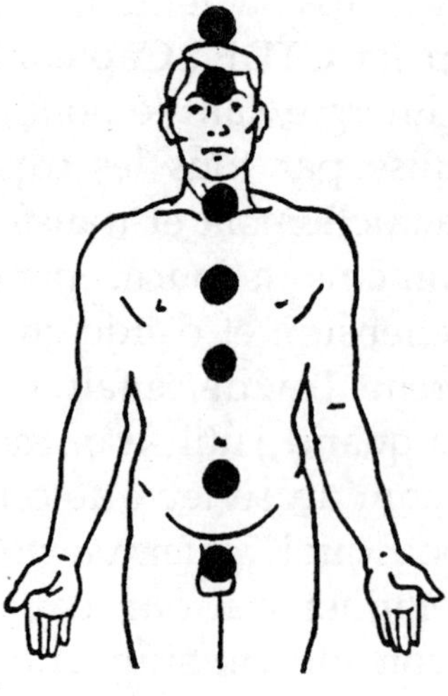

le septième çakra, sur le sommet du crâne.

le sixième çakra au milieu du front, juste au dessus des arcades sourcilières.

le cinquième çakra à la base du cou

le quatrième çakra au milieu du sternum.

le troisième çakra à mi chemin entre ombilic et bas du sternum.

le deuxième çakra à mi chemin entre symphyse pubienne et ombilic.

le premier çakra dans le périnée.

2) Les critères et fonctions

Ils sont un élément majeur de la lecture des dysfonctionnements, puisqu'ils vont tous être définis par quatre critères extrêmement précis, situés à des niveaux énergétiques ou de conscience totalement différents :

* une glande endocrine, c'est-à-dire productrice d'hormones chargées de synchroniser et harmoniser toutes les cellules entre elles.

* un territoire anatomo-physiologique du corps.

* une grande fonction générale de l'Etre.

* un stade de maîtrise totale de cette fonction.

C'est pourquoi je vous propose, dans un souci de cohérence et de simplification, la visualisation de ces quatre critères, pour tous les çakras, dans un seul tableau (voir tableau page suivante).

Lorsque je me suis permis, au début du chapitre, de râler contre le galvaudage du nom «çakra», j'ai mentionné leur «nom de rechange» : Capteurs - Transformateurs - Distributeurs d'Energie, ce qui peut se justifier par l'évocation de leurs trois fonctions essentielles :

* Ils captent l'énergie. Le 1er çakra capte celle de la Terre ou énergie microcosmique, de la matière, le 7e çakra celle du Ciel, macrocosmique, de l'Esprit. Tous deux vont avoir pour fonction de ramener ces deux référentiels, situés bien au-delà de notre échelle mesocosmique, à nos dimensions humaines, à notre gamme de vibrations, celle qui nous est spécifique, qui est à notre mesure.

Les suivants vont capter ce «brut» désormais proportionné à notre fonctionnement et à nos besoins, chacun le transformant à son tour en son «carburant», son énergie spécifique, dans sa fréquence propre, qui va lui permettre d'envisager la suite des opérations. Ainsi, de proche en proche, d'une transformation à l'autre, un étage après

çakra	1er critère Glande	2è critère Territoire	3è critère Fonction générale	4è critère Maîtrise
1 Périnée	Cortico Surrénale	Arbre urinaire petit bassin organes géni- taux externes membres inf.	Mise à l'échelleª de l'énergie de Terre défenses de l'organisme Eliminations	Lien à la mère, à la féminité. Construction de l'Ego
2 Bas-ventre	Ovaires/Testicu les	Organes génitaux internes	Sexualité	Créativité
3 Epigastre	Pancréas endocrine- Medullo surré- nale	Viscères abdominaux	Métabolisme digestif, contrôle de la nutrition, équi- libre métabo- lique général	Maîtrise des émotions et de leur expres- sion
4 Coeurª	Thymus	Tout l'Etre. Intégration et harmonisation mise en mémoireª des informations des autres çakras	Dévelop- pement har- monieux de la personne	Dévelop- pement per- sonnel et relation. Epanouisse- ment des facultés
5 Gorge	Thyroïde	Sphères ORL et bucco- dentaire, tous les organes sensoriels	Com- munication	Verbe
6 Front	Hypophyse qui contrôle toutes les autres glandes	Cortex et structures soumises à la volonté	Structuration des infor- mations en un tout cohérent : le raison- nement induc- tif	Mental inductif et intuitif
7 Sommet du crâne	Epiphyse	Cerveau ´repti- lienª limbique	Réception et transformation d'énergie ´Cielª. Lien au père	Intuition

l'autre et dans des niveaux de conscience progressifs, un courant continu d'énergie rend les çakras interdépendants, tout fonctionnement autarcique de l'un d'eux constituant dès lors un fonctionnement vicieux et pathologique.

* Dès qu'un çakra a capté l'énergie de ses voisins pour la transformer en son énergie personnelle, il va devoir la distribuer. A qui ? Tout d'abord au territoire dont il a la charge et à sa glande endocrine spécifique qui est, par sa production hormonale, le moyen de synchroniser et harmoniser le fonctionnement de toutes les structures du corps dans une synergie permanente pour le fonctionnement optimal. Cette mission remplie, le surplus va pouvoir être distribué au çakra suivant qui va, à son tour, suivre le même processus : deux chaînes de transformation de sens opposé se croisent, celle de la Terre va peu à peu se mettre à la «dimension Ciel», et celle partant du Ciel à la «dimension Terre». Les deux processus sont complémentaires et doivent s'équilibrer. Ils font appel à deux cycles de transformation différents qui seront évoqués dans le schéma de travail un peu plus loin, expliquant les émissions bifréquentielles de certains çakras. Ils assurent ainsi le fonctionnement harmonieux de l'Homme en sa qualité de composante de l'Univers depuis le microcosme jusqu'au macrocosme, maintiennent l'Harmonie entre ses différentes fonctions, ses différents systèmes, en modulant la distribution d'énergie en fonction des besoins. Ils lui permettent de fonctionner dans les meilleures conditions de sécurité et de confort, en intégrant instantanément toute information, quelle qu'elle soit, d'un besoin d'adaptation à toute demande exceptionnelle : agression, maladie, intrusion d'une énergie ou d'un corps étranger dans l'organisme, besoin accru en énergie pour effectuer une tâche hors normes, «remise en harmonie» si l' «instrument» est décalé et produit des «fausses notes».

Ils ne vont d'ailleurs pas se contenter d'intégrer les

informations venues de leur territoire de tutelle ou des autres çakras : dans cet ordre d'idées, ils vont également informer l'organisme sur les tâches qu'il a à accomplir dans divers domaines. Ceci prend toute sa valeur lors de la croissance progressive de l'individu, cette maïeutique qui le conduit, de la naissance jusqu'à son épanouissement complet, à «accoucher de lui-même» par son processus de développement personnel. C'est ainsi qu'ils vont être les garants de l'évolution de cet Etre qui a tout à apprendre sur lui-même, l'Univers et la Vie, et doit de ce fait évoluer constamment, suivant ainsi le mouvement qui est la raison d'être même des deux infinis qui l'entourent.

3) L'évolution

Chaque çakra va ainsi devoir, dans des laps de temps de six ans (sénaires) à sept ans (septénaires), accumuler l'énergie de maîtrise complète de la grande fonction qui est sous sa dépendance, collationner les défauts et les manques de ce développement, en stocker l'information dans ses «mémoires» afin de permettre, à un moment précis de la vie, un rattrapage, un véritable «colmatage» des brèches, une remise en question des erreurs ou lacunes du développement. Il accumule ainsi un quantum d'énergie qui, lorsqu'il est atteint, lui permet d'activer le çakra suivant. L'évolution se faisant ainsi par paliers et par niveaux de conscience correspond à divers apprentissages dont l'aboutissement est la plénitude d'une potentialité, mais pas n'importe comment : il existe un ordre chronologique strict qui ne doit pas être troublé, dans une montée çakra par çakra à intervalles de temps réguliers.

Le premier septénaire de la vie voit le développement du potentiel du premier çakra : il représente l'anti-fatigue, l'anti-stress de l'organisme, la solidité de celui qui a les pieds bien ancrés sur terre, le «turbo» permettant le surcroît d'effort à la demande, toute cette puissance de la matière. Lien à la mère dès le stade foetal, il est également le lieu de développement de l'individualité. Si, au départ, la fusion mère-enfant est indispensable et même essentielle - c'est pourquoi je n'examine jamais l'un sans l'autre -, à partir de l'âge-clé de trois ans et demi, tout le travail maternel d'éducation va être de le pousser doucement vers la vie, vers lui-même, afin de favoriser le développement de son individualité, de son ego, de sa conscience d'être à part entière un individu et non une partie d'une entité fusionnelle.

Lorsque ce potentiel évolutif est atteint, complétant le quantum d'énergie nécessaire à l'activation de la structure suivante, le «démarrage» du deuxième çakra est amorcé vers l'âge de sept ans.

C'est le début de la pré-puberté, garçons et filles percevant tout à coup leurs différences et les accentuant par le jeu des identifications sur les archétypes père et mère. C'est ici que se place l'importance primordiale de ces modèles parentaux, qui vont conditionner l'avenir affectif de l'enfant, selon la bonne place et la solidité de ces deux images.

Si, pour la fille, s'identifier à la mère dans son appartenance au même sexe et aller vers le père comme objet de séduction ne semble pas poser de problème, le garçon éprouve une légère difficulté : il prend son modèle comportemental sur le père et doit s'éloigner de la mère, qui représente un peu le cocon de la première enfance. Mais, en même temps, c'est vers celle-ci qu'il doit aller prendre la référence du sexe opposé, en tant que première femme de sa vie. Alors, je m'éloigne ou je vais vers elle ? La difficulté n'est pas insurmontable, mais pose des problèmes de détachement que ne connaît pas la fille.

A quatorze ans, la plénitude fonctionnelle du 2e çakra met en activité les gonades (glandes sexuelles), provocant l'éclosion de la puberté, et l'activation du troisième çakra, qui va poursuivre son évolution tout au long du troisième septénaire, de quatorze à vingt-et-un ans. Il s'agit ici d'apprendre à maîtriser ses réactions émotionnelles. Surtout pas à s'en couper en cultivant l'impassibilité, non, bien au contraire, rentrer dedans pour en apprendre le mécanisme, afin de savoir les canaliser pour les exprimer avec justesse, quand il faut et comme il faut. C'est, déjà, sinon une fonction de communication, mais au moins le terrain qui va un peu plus tard favoriser celle-ci et lui permettre de couler de source.

5e çakra dans le 4e septénaire. Pourquoi pas le 4e çakra ? Justement, nous allons voir ça juste après. Donc, entre vingt-et-un et vingt-huit ans, c'est la communication, le Verbe, le droit à la parole qui vont se développer et se peaufiner dans le contact social. Il est, au stade évolutif actuel de l'humanité, le parachèvement de tout l'apprentissage de l'Etre Humain, terminé à vingt-huit ans. C'est là que nous pouvons nous lancer dans la vie et donner tout notre potentiel.

4e çakra : il ne faut pas le compter, dans la succession normale sur la ligne médiane, au même titre que les autres. Il est bien plus que cela. C'est lui le coeur de l'Etre, qui fait à la fois office de bureau d'information et de contrôle, de poste de pilotage d'où partent les ordres, de disquette d'archives. C'est lui qui donne le programme, reçoit le rapport d'exécution des tâches de chaque çakra, et va comparer ce qui a été fait avec ce qui aurait dû être fait.

Il va alors, entre vingt-huit et trente-cinq ans, induire une période de mise en oeuvre de tout ce qui a été appris jusqu'alors, et de perfectionnement, avec correction des manques éventuels, des éléments défectueux dans le cheminement des quatre premiers septénaires.

A trente-cinq ans, l'Homme prend son essor, lorsque son Coeur a intégré et validé son acquis, pour, par la suite, développer d'autres facultés, mais sur des centres qui ne peuvent tourner à plein régime, leur potentiel énergétique ne pouvant dépasser celui du cinquième çakra avant que l'humanité dans son ensemble ait atteint le niveau d'évolution qui doit les activer : 6e çakra (35 à 42 ans), vision juste et développement de l'intuition. 7e çakra (42 à 49), ouverture de conscience, l'homme atteignant son sommet à proprement parler. Ensuite, insensiblement, va se produire une involution physique mais une évolution spirituelle, un épanouissement sous l'influence du 4e çakra, à qui revient le dernier mot dans la réalisation de l'alchimie intérieure. C'est alors qu'on peut devenir un «homme de coeur».

Les septénaires sont un découpage facile, un standard mais tout-à-fait valable. Cependant, une remarque s'impose : les filles sont plus précoces que les garçons, c'est bien connu. Elles suivent le même processus, mais par intervalles de six ans ou sénaires, pour leur apprentissage non à vingt-huit mais à vingt-quatre ans. S'ouvre alors pour elles une période de deux sénaires ou douze ans, où elles vont non seulement réaliser une intégration des données acquises plus lente et plus sûre que celle de l'homme, mais encore réaliser leur potentiel de génitrices, pour ensuite, à trente-six ans, repartir vers ce pour quoi elles sont faites, afin d'atteindre à l'épanouissement total à quarante-huit ans, pendant lequel se produit un phénomène particulier : la ménopause, lorsque le septième çakra, atteignant sa plénitude énergétique, induit une modification en profondeur du système hormonal, «mettant à la retraite» la fonction ovarienne. Ce n'est pas une fin, c'est une transformation des possibilités vers la maîtrise pleine, entière et définitive de la créativité, stade évolutif supérieur du deuxième çakra. C'est pour cela que je trouve aberrant et abusif de traiter la ménopause comme s'il s'agissait d'une maladie, en effectuant systématiquement un apport d'hormones qui ne peut que bloquer la suite des événements, la plus importante, celle de la grande évolution finale. Paraphrasant Talleyrand, je dirai que c'est pire qu'un crime : c'est une faute.

Un exemple (entre autres...) : j'ai vu, il y a quelques jours, une dame dans un état de dépression, anxiété, sentiment d'inutilité, découragement face à la vie plus que sérieux et inexplicable, contre lequel aucune thérapeutique ne s'avérait efficace. Au bout de l'examen, un blocage du çakra coeur, le quatrième, celui de cette fameuse évolution finale, était engendré par un blocage du septième çakra, lui-même «parasité» par un deuxième çakra porteur d'informations d'un dysfonctionnement hormonal majeur, et qui s'avérait être le facteur «cause des causes» de ce gigantesque mal-être qui, s'il durait, ne pouvait à coup sûr qu'évoluer sur une maladie plus que sérieuse. Cette dame de cinquante-huit ans avait toujours ses règles, car sa ménopause avait été systématiquement «soignée» depuis l'âge de quarante-six ans «grâce» à la pilule, «afin de lui éviter le vieillissement et l'ostéoporose«! Je crois que la colère énorme ressentie ce jour-là a failli me faire dire des choses regrettables. Le lire avec des mots impersonnels et voir in vivo le tableau change tout. Combien ai-je vu de cas semblables? Je l'ignore. Beaucoup trop en tout cas...

4) Lecture

C'est ainsi que, grâce au blocage d'un çakra que nous trouvons à l'ultime partie de l'examen, lorsque, ayant remonté toute la piste, nous nous trouvons tout à fait au point de départ des dysharmonies, nous pouvons effectuer la lecture totale du problème, la dysfonction première altérant un ou plusieurs des quatre critères, qui sont autant de possibilités de niveau de blocage : glande, territoire, grande fonction, mais aussi dans le quatrième, si important, qui permet de déterminer parfois dans quelle tranche d'âge a pu éventuellement se produire le problème de départ. Un jour, en cours de formation, mes élèves et moi examinions une jeune femme dont l'état psychique nécessitait beaucoup d'attention et de soin. Sa thérapeute nous avait demandé notre aide, et, à mesure que nous l'examinions, tous les éléments d'examen montraient une possibilité de plus en plus forte d'agression sexuelle. Arrivant à l'origine, nous nous trouvâmes en présence d'un çakra désignant sans équivoque sur le plan chronologique le deuxième sénaire, au cours du développement énergétique du deuxième çakra. Questionnant prudemment cette jeune femme, afin d'éviter tout traumatisme qui, en raison de son état, aurait pu la faire décompenser, nous fûmes estomaqués d'apprendre qu'elle présentait une amnésie totale de tout événement entre neuf et douze ans. Sa thérapeute pressentait ce que nous-mêmes soupçonnions d'après les données de l'observation, c'est-à-dire un problème vraisemblable de viol. C'est l'information que portait le çakra, complétée, bien sûr par la spécificité des filtres. Mais il nous donnait, à lui seul, une orientation.

5) Les déviations

Nous avons vu jusqu'à présent, mis à part ces deux exemples, le compte-rendu du développement idéal, sans à-coups et harmonieux qui devrait être le nôtre. S'il en était toujours ainsi, ce serait parfait, la vie serait belle. Mais, là comme ailleurs, la perfection n'est pas de ce monde. Dans la pratique, la vie nous met bien souvent de gros bâtons dans les roues, histoire de tester nos capacités d'évoluer en surmontant nos misères. Un mauvais développement évolutif d'un çakra provoque, plus tard, un fonctionnement boiteux.

Là, je vais édicter une petite règle qui, si elle n'est pas absolue, donne cependant une idée de ce qui peut se passer au sein d'un çakra en ce qui concerne ses quatre critères. Il est très important de comprendre que lorsque l'un des quatre subit une altération il existe de fortes chances pour que les trois autres soient du même coup fortement altérés, même s'ils ne sont pas bloqués. Deuxième règle qu'il est également bon de se rappeler à tout moment : tout, absolument tout l'Etre Humain obéit au principe du Tao. Nous pouvons être à dominante Yin ou Yang, ce qui signifie en termes clairs que toutes les structures peuvent être hypo ou hyperréactives, en hypo ou en hyperfonctionnement : trop peu ou beaucoup trop. Ceci est valable à tous les niveaux : organe, système, glande, çakra, circulation générale d'énergie qui peut être trop rapide ou trop lente.

Ca ne se passe pas toujours bien. La preuve : il a fallu inventer les thérapeutes. Passons en revue les grandes lignes des différents incidents susceptibles d'émailler le chemin de vie d'un Etre Humain en développement. Si, au cours de premier septénaire existe ou se crée une altération quelconque du lien à la mère par excès ou par défaut, elle entraîne celle d'un, deux, voire de tous les critères. Les défenses sont altérées : c'est l'enfant souffreteux qui va attraper tout ce qui passe, particulièrement au niveau oto-rhino-laryngologie.. Les agents microbiens qui semblent être à l'origine de ces «maladies» ne sont que des phénomènes qui se surajoutent, profitant du manque de défenses, dès que l'organisme baisse sa garde. D'où, en passant, le côté aberrant de l'utilisation forcenée et systématique des antibiotiques; ils sont indéniablement utiles lorsqu'on ne peut plus faire autrement, quand les conséquences à court terme d'une infection font courir un risque de lésion irrécupérable. Mais à long terme, ils ne sauraient constituer la solution idéale : mieux vaut stimuler les systèmes de défense naturels en réharmonisant ce qu'il faut.

Même réflexion concernant la corticothérapie. L'autre type de troubles du premier çakra est illustré par les allergies, eczémas, asthme. Exemple significatif, et qui illustre bien un des types d'anomalie du lien à la mère : revenons à l'observation de Bout-de-Chou, que j'ai citée en début d'ouvrage, et que je peux maintenant détailler en prenant pour base le fonctionnement des çakras. Rappelons-nous qu'il est asthmatique, qu'il a deux ans et demi à notre première entrevue, que ses crises, de plus en plus fréquentes et violentes, affolent ses parents, qui ne savent plus à quel saint se vouer, et qu'il est sous corticothérapie. La remontée de la piste aboutit à un premier çakra altéré, donc : corticosurrénale, défenses de l'organisme, anti-stress, lien à la mère. Ce qui est intéressant en l'occurrence est l'information que quelque chose s'est passé in utero, pendant la grossesse, vraisemblablement un choc émotionnel. Barbie, la mère, me le confirme.

Souvenez-vous : devant le comportement "adhésif "de l'enfant, j'ai décidé d'examiner sa mère, et c'est là que les renseignements pleuvent : un sixième çakra bloqué montre à l'évidence le «cinéma mental» permanent provoquant chez cette jeune femme des émotions qui submergent ses capacités d'entendement. Mais en arrivant au fond, le deuxième çakra montre dans ses «mémoires», son «engramme», le gros problème rencontré par Barbie dans sa fonction de génitrice, de «porteuse d'enfant». Le processus est clair :

1. Lorsqu'un enfant crie la nuit ou hurle dès que sa mère semble s'éloigner, c'est qu'il répond à l'appel inconscient de celle-ci, incapable de combler le vide de son ventre après l'accouchement et de couper le cordon ombilical «psychique» la reliant à son bébé.

2. Lorsqu'il se produit un accident in utero, il peut être de plusieurs sortes, sur quatre niveaux de fonctionnement :

* Physique : par exemple, décollement placentaire, traumatisme...

* Métabolique : chute momentanée mais significative des hormones de grossesse.

* Emotionnel : choc, peur, chagrin intense, situation de stress durable.

* Mental : rejet, par la mère, de l'enfant qu'elle porte. C'est hélas plus fréquent qu'on ne le pense.

Le foetus est un petit animal au mental primaire, à peine ébauché, branché pour l'instant sur la même longueur d'onde que l'inconscient de la mère, et qui ne sait pas faire la différence entre un accident et un rejet. De toute façon, le premier çakra, lien à la mère, se met en dysfonctionnement, et, sur cet être en cours de programmation, va rester bloqué plus tard. C'est la genèse du côté souffreteux ou allergique de l'enfant.

Mais que, dans son inconscient, la mère ressente une culpabilité d'avoir «lâché» son mouflet sans défense au plus mauvais moment, ou qu'elle ressente le même vide que Barbie après l'accouchement, à plus forte raison les deux en même temps, elle va littéralement étouffer le gamin de son excessive affection et de son souci constant, ce qui est d'autant plus flagrant que s'il y a d'autres enfants, qui, eux, n'ont pas connu ce genre de problèmes, son comportement avec ceux-ci est parfaitement normal.

Que fait un gamin qui étouffe?

De l'asthme. Tout simplement.

Ici se placent quelques difficultés :

* arriver à expliquer cela et surtout à le faire entendre à la mère;

* empêcher celle-ci de se culpabiliser, en lui faisant voir qu'elle n'est pas coupable, mais aussi victime que son enfant.

* l'inciter à se remettre en question. C'est plus dur. Elle fuit par tous les moyens.

Dans ces cas-là, j'explique longuement, je dédramatise et déculpabilise au maximum, mais je place, parfois brutalement - quand il n'y a pas moyen d'être entendu autrement - la mère devant ses responsabilités. Les partisans de la demi-teinte et du rond de jambe me trouveront excessif, mais en pareil cas, où il s'agit du devenir d'un être, la mollesse fait parfois la différence entre guérison et traitement à la cortisone. Barbie n'a pas hésité. Elle est allée de suite entreprendre un travail personnel de remise en question et de transformation d'un lien-garrot en lien d'Amour. Bout-de-Chou n'a plus aucune crise. Et, puisque je l'ai déjà esquissée, vous connaissez la suite de l'histoire, quelques mois plus tard : en pleine session de formation, appel téléphonique de Barbie, que l'on peut ainsi résumer : «SOS, le petit fait une crise terrible, que faire, dois-je l'emmener à l'hôpital ?» - «Pas de blague ! surtout pas ! Amène-le immédiatement.» Me tournant vers les élèves, je leur fais le pari que, si je traite Barbie et seulement elle, le petit respire. Un peu estomaqués, ils assistent à la séance : pari tenu. Bout-de-Chou se remet à respirer, reprend des couleurs, et se met à jouer avec le chat plein de poils qui est notre mascotte sans avoir l'air incommodé par cet animal allergène! Ce qui est intéressant, c'est notre conclusion, confirmée par Barbie : quelques jours auparavant, elle a interrompu sa psychothérapie pour éviter de contacter quelque chose de très douloureux et angoissant. Le retour en force de ses peurs irrationnelles a recréé le «cordon ombilical» ! Son retour en thérapie semble avoir résolu le problème.

Stop. Je crois avoir donné des exemples suffisants concernant le premier çakra. Il faut noter que son blocage peut durer toute la vie, et que, de ce fait, l'adulte va connaître des problèmes dès qu'un stress, une forte fatigue ou la nécessité d'un effort accru va survenir ; tant que tout roule gentiment et sans à-coups, les choses se passent fort bien. Mais attention au moindre problème sollicitant un des critères du premier çakra! Il ne «tient pas la distance».

Il serait long et fastidieux de décrire, un çakra après l'autre, toutes les pathologies qui peuvent survenir. En effet, je montrerai plus loin que d'autres facteurs, grilles de lecture, informations diverses viennent compléter cette ébauche trop simple et brute de la complexité et surtout de l'évolution des dysharmonies. Si, dans les déviations de ce développement, il existe une possibilité de dysfonctionnement grave à toutes les périodes de la croissance, il convient de déculpabiliser les parents quant à leur responsabilité : nous faisons avec ce que nous avons, et reproduisons le plus souvent inconsciemment ce qu'on nous a fait. Notre travail ici-bas est de rectifier le tir, de corriger nos manques, nos inhibitions, nos patterns. Et encore, même là, que de bêtises ne commettons-nous pas en tant qu'éducateurs, même lorsque, dûment prévenus, nous faisons très attention : victimes des interdits et tabous sexuels de notre culture, nous pouvons altérer l'harmonie et le potentiel d'un deuxième çakra dans le deuxième septénaire. Le troisième, qui devrait épanouir en nous la maîtrise de nos émotions sous forme d'une capacité de les exprimer sans blessure pour nous-mêmes ou les autres, nous sert au contraire à les cacher par «pudeur», à nous en couper, à les rentrer aux oubliettes, à les refouler, histoire de bien augmenter notre pression interne et de bien souffrir pour mériter notre Paradis. Le plus gros problème qui, à mon sens, se pose actuellement est le développement excessif et prématuré du sixième çakra, par le forcing mental du bourrage de crâne qui nous tient lieu d'«éducation». Ce dernier mot possède deux étymologies latines : «educere», qui signifie «conduire hors de..., faire émerger», «faire accoucher de soi-même» en quelque sorte, dans une démarche maïeutique - et «educare» qui signifie à peu de chose près «construire artificiellement», «gaver les oies», «imposer une structure». C'est, hélas, la deuxième option qui a eu la faveur de nos «maîtres». La spoliation d'énergie des autres çakras par le sixième crée des générations entières de gens vivant dans leur tête, ayant perdu tout contact avec leur corps, sachant en parler fort brillamment mais incapables de le vivre. La structuration excessive et prématurée conduit à la rigidité, à la répétition de schémas au détriment de l'imagination, ce qui peut donner des catastrophes : regardons le nombre d'incidents qui se sont produits dans notre vie parce que nous avons entendu ce que nous voulions entendre, alors que l'autre voulait exprimer autre chose de très différent, ayant de son côté la certitude que notre compréhension allait de soi, projetant aussi son schéma mental sur le nôtre. Regardons combien de fois nous avons fait de même, parce qu'il était «impossible» que l'on pût penser autrement de nous... Combien de fois on s'est copieusement angoissé en se racontant un scénario -

catastrophe, bâti avec une logique imperturbable à partir d'un point de départ mal perçu? Les autres çakras, suivis par leur territoire, ont «mis en mémoire» une fois pour toutes qu'ils ne peuvent tourner qu'à bas niveau d'énergie, ne remplissant pas tout leur potentiel, accumulent déchets et toxines, parce que le sixième les spolie de ce qui devrait leur revenir, les inhibe et leur impose son énergie débordante.

Heureusement, les possibilités de développement personnel et de remise en question existent pour rectifier le tir. Je le répète et insisterai toujours dessus : rien n'est perdu, tout peut se rattraper, tout reste possible.

6) Cas particulier du quatrième çakra

Il ne fait pas, à proprement parler, partie de la chaîne de développement progressif au même titre que les autres. En effet, le quatrième septénaire de la vie va être consacré au développement du cinquième çakra et de la Communication par la maîtrise du Verbe.

Le quatrième assure en fait la supervision du développement des autres. Il est en effet le Centre, l'Intégrateur, le contrôleur collectant toutes les informations de bon fonctionnement, développement, évolution ou au contraire de dysharmonie dans ces domaines émanant de l'ensemble. Il met en mémoire toutes les données accumulées au cours de la progression, les compare à ce qui doit se faire, délimite les carences et incidents en ce domaine. Il a donc une importance absolument primordiale dans l'intégration des divers apprentissages, en permettant tout d'abord un «contrôle de conformité» des acquis et de ce qu'on en fait. Si le déroulement s'avère correct, si tous les critères d'harmonie sont remplis, il est là pour accroître notre potentiel et nous faire monter à un niveau de conscience supérieur. Dans le cas contraire, il dispose du cinquième septénaire pour induire toutes les remises en question nécessaires au réalignement, au colmatage de nos manques, au rattrapage des erreurs commises. Il existe ainsi des âges-clés où il est nécessaire de remettre la pendule à l'heure, les symptômes du mal-être n'étant que les signaux d'alarmes plus ou moins forts de cette indispensable évolution.

Son territoire ne peut en aucune manière être restreint à une «tranche d'anatomie» : dès le stade foetal, c'est lui qui va assurer la fonction d'archive de l'Etre tout entier, induisant de ce fait le développement harmonieux sur le plan physique, puis plus tard de tous les apprentissages et de l'utilisation des données qu'ils apportent, le tout en vue de l'épanouissement final, de l'accouchement ultime de soi qui doit être aboutissement, découverte du Graal, notre Or Alchimique intérieur.

Ceci fait mesurer son immense importance, et combien il faut mettre dans notre jeu tous les atouts pour réaliser et accomplir ce que nous sommes profondément. "**Deviens qui tu es**. Si l'on t'a dit que c'était facile, on t'a menti outrageusement", disait Socrate. Mais c'est possible, faisable, souhaitable.

Première passerelle bis : schéma de travail pratique des çakras

Au cours des observations lorsque je me suis intéressé à la circulation de l'énergie, j'étais extrêmement agacé par ce que j'appelais alors les «çakras baladeurs», notamment le 3e et le 6e qui semblaient selon les cas changer d'emplacement sur la ligne médiane du corps. Il me fallut un certain temps pour réaliser que non seulement ces positions correspondaient à des critères de pathologie très précis : par exemple, une position du 3e çakra semblait répondre à des troubles émotionnels, l'autre à des troubles métaboliques - mais encore, elles étaient fréquemment accompagnées de blocages vertébraux précis dans leur localisation et leur signification fonctionnelle.

J'eus alors l'idée, grâce à un artefact technique, de visualiser le sens d'émission énergétique dans tous les cas, et dus me rendre à l'évidence : les 3e, 5e et 6e çakras étaient doubles, ou possédaient plus exactement une double polarité dans les fonctions complémentaires, souvent liées en pathologie :

3e çakra : émotions et métabolisme

5e çakra : expression des émotions et problèmes affectifs non résolus

6e çakra : structuration mentale et réactions d'adaptation au stress.

Ceci entraînant pour moi une précision supplémentaire dans l'analyse. Mais ma grosse surprise fut de constater la ressemblance frappante entre ce schéma et un symbole bien connu : l'Arbre de Vie ou Arbre des Séphiroth. Dans ces cas-là, j'ai tendance à me demander si je ne navigue pas dans le délire le plus pur, et heureusement, à tout coup, un document, une lecture, un entretien viennent me confirmer peu de temps après que j'avais vu juste : trois çakras postérieurs, dédoublements des troisième, cinquième et sixième, jouent le rôle de «Gardiens du Seuil», et remplissent des fonctions indispensables au bon fonctionnement de leurs effecteurs, les çakras antérieurs. Ils assurent notamment :

* Un rôle de protection de l'effecteur, ou réalisateur de la fonction vers le Réel Trivial, émission antérieure d'énergie, en lui évitant de recevoir un type d'énergie ne lui convenant pas, et en absorbant le trop-plein dû à un hyperfonctionnement.

En somme, ils lui évitent toute agression excessive en tamponnant, atténuant de trop grandes fluctuations en excès ou en défaut.

* Un contrôle de conformité entre la réalisation triviale, tournée vers l'extérieur, du rôle de ce çakra antérieur, et

l'information issue des banques mémorielles contenues dans l'imaginaire.

* L'intendance, non seulement par le contrôle cité plus haut mais en prenant en charge une grande fonction de l'organisme : au 6e çakra, les réactions d'adaptation et de structuration des informations utilisées par le mental; au 5e çakra, tout ce qui doit être intégré dans le domaine psycho-affectif; au 3e çakra, prise en charge de tout le métabolisme : assimilation, transformation, excrétion, mise en rapport et synchronisation de tous les éléments de l'organisme par le système hormonal et donc gestion des biorythmes. Voilà un mot-clé pour les désigner : ce sont les gestionnaires permettant aux autres çakras d'effectuer leur tâches dans les meilleures conditions possibles.

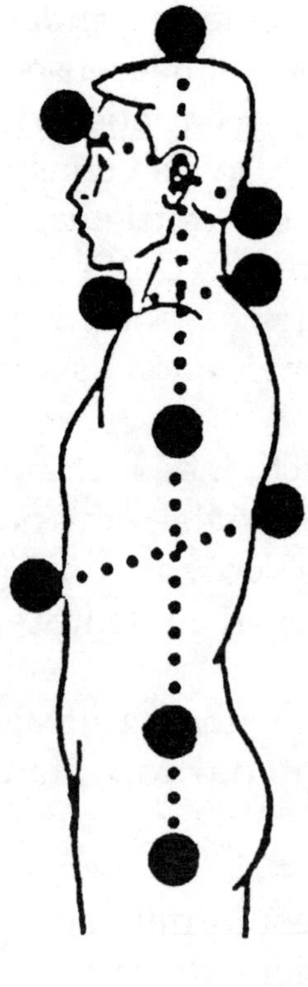

Premier point : si l'on supprime les cyphoses et lordoses de la colonne vertébrale expliquant ces angulations par rapport à l'axe vertical, on obtient le schéma :

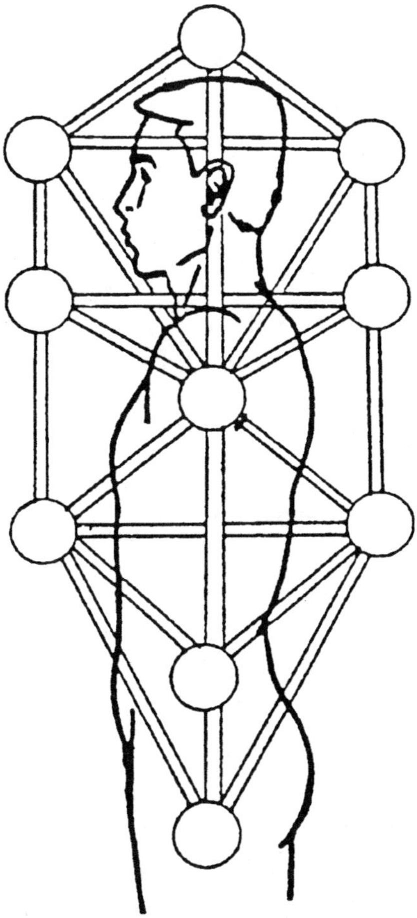

Deuxième point : la latéralisation des énergies Yin et Yang permet de disposer le schéma ainsi :

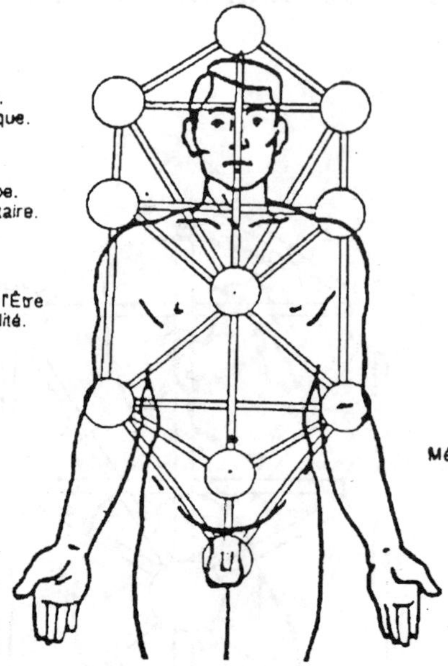

Il est plus que troublant de constater qu'un symbole censé représenter l'univers macrocosmique colle de très près à la structure énergétique humaine, telle que la pratique me l'a fait toucher du doigt, et telle que je l'utilise avec succès. Je crois profondément qu'aucun symbole n'a jamais été élaboré au hasard. Il ne s'agit pas ici d'un délire ésotérique pour faire à tout prix coller une théorie à la pratique, mais de la prise en compte de tous les concepts rattachant l'Homme à l'Univers dont il est partie intégrante, sous l'égide d'une visualisation qui ne laisse rien au hasard.. Elle permet de regrouper tout ce que recouvre la complexité de notre nature. L'Arbre de Vie comporte des symboles planétaires, les archétypes sur les sentiers les reliant, représentant les «dieux» qui peuplent l'univers. Il dépasse largement la croyance au premier degré, la cosmogonie primaire. Ceux qui, dans la fabuleuse vision de la globalité cosmique et de sa répétition infinie à toutes les échelles de ses composantes, ont élaboré cet emblème dans toute sa finesse et sa simplicité, savaient très bien ce qu'ils faisaient : ils transmettaient à l'Etre Humain sa propre image, Univers entre les autres, semblable à eux, fait à leur image, octave entre les octaves de la gamme infinie qu'est le Grand Tout.

Dès lors, les planètes du macrocosme, auxquelles la Tradition attribue des métaux spécifiques, deviennent le symbole de la matière vivante contenant en elle tous les composants de l'univers, atomes, particules, les lettres hébraïques des sentiers représentant ce dont je serai amené à parler plus largement tout à l'heure, les subpersonnalités chères à la psychosynthèse, qui sont les différents aspects par lesquels nous exprimons notre moi profond.

Les çakras postérieurs, gestionnaires de l'énergie des effecteurs antérieurs permettent de moduler plus finement l'interprétation des dysfonctions : la partie postérieure (gauche) du troisième çakra, à polarité métabolique, chargée de gérer l'énergie dans ce domaine, établit le lien profond entre métabolisme et émotions non exprimées, la partie antérieure prenant une signification relativement plus émotionnelle, la partie postérieure rendant compte du système de liaison, de transmission et d'information qui assure la cohérence et la synergie du travail et de l'harmonie de tous les éléments de l'organisme. La partie postérieure du cinquième çakra manifeste le défaut d'expression des émotions, ressenti comme un manque affectif, tandis que celle du sixième çakra témoigne du manque de résistance au stress, qu'il vienne de l'extérieur (événement difficile à assumer ou à surmonter) ou de l'intérieur (auto-stress engendré par une énergie mentale excessive: le cinéma mental si fréquent dans la genèse de beaucoup de problèmes).

Ces «contrôleurs» ou «modérateurs» ne sont, en fait, que des dédoublements des troisième, cinquième et sixième çakras, et, en tant que tels, ne répondent pas à des critères différents, mais suivent ceux vus plus haut. Simplement, leur mise en blocage affecte un territoire vertébral étendu, provoquant des douleurs, des limitations de mouvement ou des tensions, «signaux d'alarme» du défaut de circulation d'énergie en leur sein. Je donne plus loin un aperçu des possibilités supplémentaires d'analyse apportées par la pathologie vertébrale, par la précision des renseignements qu'implique une seule vertèbre.

Muni de cette connaissance des mouvements d'énergie, il devient facile de comprendre comment la remontée de la piste des blocages successifs est possible.

Question : comment, dans un domaine aussi sérieux, peut-on établir une corrélation entre la structure et la circulation énergétiques d'un Etre Humain et un symbole ésotérique qui ne peut servir, d'après certains, que de point de départ à des discussions philosophiques ?

C'est tout simplement parce que l'idée de base qui dirige toute ma recherche, sur tous les plans, qui me poursuit depuis ma formation première avec Secondy et Piro, est la suivante : l'univers est un hologramme, c'est-à-dire une série continue et répétitive de schémas identiques de structure et de fonctionnement de l'infiniment grand à l'infiniment petit, et que l'Homme n'est pas une pièce rapportée entre micro et macrocosme, mais un point de passage obligé de cette continuité.

L'hologramme

...Le Cosmos où l'Homme se trouve engagé constitue, par l'intégrité inattaquable de son ensemble, un Système, un Totum et un Quantum.
Pierre Teilhard de Chardin

Les travaux de Carl Pribram tendent à prouver que l'univers est un hologramme perçu par un autre hologramme qui est notre cerveau, et que la mémoire est contenue dans toutes ses cellules sans qu'il existe de zones spécifiques qui puissent être qualifiées de "zones mémorielles". Je pense que l'on peut encore aller plus loin que lui : ce sont **toutes les cellules** de notre corps qui se souviennent, toutes les particules composant les atomes composant nos cellules qui se souviennent. Nous sommes dans un hologramme, hologramme nous-mêmes de l'Infiniment Grand qui nous entoure, de l'Infiniment Petit qui nous compose.

Encore dit autrement, l'hologramme peut se définir dans les termes les plus simples possibles comme un ensemble composé de parties dont chacune contient l'ensemble. Cette définition peut paraître obscure, aussi vais-je donner l'exemple le plus simple qui me vient à l'esprit : il existe un système qui, par l'utilisation de rayons laser, permet de restituer l'image d'un objet, un portrait en trois dimensions. Prenons une petite partie de cette image pour l'agrandir démesurément dans le champ de projection : contrairement à ce qu'on peut imaginer à première vue, on n'obtiendra pas un agrandissement de la petite partie, mais l'image toute entière. Prenons un portrait holographique, et agrandissons simplement l'ongle du petit doigt de la main gauche aux dimensions du champ : nous n'obtiendrons jamais un ongle géant, mais bien, de nouveau, le portrait entier de la tête aux pieds. Recommençons l'opération autant de fois qu'il nous plaira, le résultat sera identique. C'est cela, un hologramme. Le petit morceau d'image agrandi contenait en fait toute l'information de l'ensemble, tous les éléments permettant de la reconstituer, ainsi que les morceaux des petits morceaux, aussi loin que nous puissions aller, le petit morceau du petit morceau du petit morceau...

Voilà, très grossièrement schématisé, ce qu'est qu'un hologramme. Notre univers en est un, du microcosme au macrocosme en passant par nous mésocosme, les petits morceaux des petits morceaux reproduisent en eux-mêmes, à toutes les échelles, la même structure. La reproduction fidèle du haut en bas de l'échelle, du quark à la Galaxie, et au-delà de notre champ de perception. Rien ne nous empêche de penser qu'au-delà des quarks, il existe encore plus petit, plus infime, et que notre univers si vaste peut lui-même n'être qu'un quark dans un super-univers infiniment plus grand...

Ceci explique comment le renvoi d'énergie par un filtre peut induire une réaction de **toutes** les cellules du corps, comment un élément en dysfonctionnement peut modifier **toute** une série, comment ce déséquilibre peut retentir de proche en proche et affecter **tout l'être**. La modification de la petite partie du tout, par l'impact d'un événement extérieur ou intérieur, accident, résonance, fatigue, mauvaises conditions de vie, entraîne ipso facto celle du tout. La réharmonisation d'une simple zone-réflexe ou d'un çakra, petite partie du tout, entraîne celle du tout.

C'est aussi simple que cela.

Si j'ai plaisir à parler de cette notion de l'hologramme, c'est parce que dans l'Analyse-Réinformation Cellulaire, quoique je fasse ou considère, j'y suis sans arrêt confronté. L'utilisation pratique et complète des çakras n'est possible que lorsqu'ils sont sous leur forme séphirotique. Ce symbole, de tous temps, a été une représentation traditionnelle de l'univers. Les archétypes disposés sur ses sentiers symbolisent les «dieux» qui peuplent ces derniers, et deviennent à l'échelle humaine les subpersonnalités chères à la psychosynthèse. Ici, il ne s'agit pas d'un air de famille ou d'une vague parenté : le modèle est le même. Lorsque des modèles physiques se sont avérés parfaitement calquables sur le mien qui rend compte du fonctionnement de l'être humain, le choc n'a pas été rude : j'étais déjà habitué. La résistance aux surprises se développe à l'usage. Et celle-là était de taille!

Le diagramme des Séphiroth ou Attributs Divins a connu de nombreuses variantes. Celui-ci semble être la version la plus utilisée actuellement par les cabbalistes. Sa structure renferme toutes les lois gouvernant l'existence : elle révèle les relations réciproques et équilibrées, harmonieuses entre "ce qui est en Haut" et "ce qui est en bas", de droite (activité assimilée au yang, aux effecteurs) et de gauche (passivité du Yin, de la gestion d'énergie).(1)

L'influx Divin suit les Sentiers ou Voies désignées par les vingt-deux lettres hébraïques, représentant chez l'Etre Humain les "subpersonnalités" définies par Roberto Assagioli dans la psychosynthèse. Elles peuvent être considérées comme les personnages archétypaux derrière lesquels nous nous cachons pour agir, la personnalité intégrée dans un développement réussi étant de leur synergie parfaite au sein de Tiferet, le "çakra du Coeur" ou "graine de Dieu".

L'Arbre amplifié symbolise l'interpénétration des Univers : macrocosme, mésocosme, alignés dans l'Harmonie. L'Homme possède en lui Divinité, Esprit, psyché et corps, et peut donc percevoir tous les Mondes dans son processus d'évolution intérieure, prise de conscience progressive, accomplissement et ouverture transpersonnelle.

---

(1) Lire : «L'Arbre de Vie - Introduction à la Cabale» par Z'ev Ben Shimon Halevi (Ed. Albin Michel)

Nous dépassons largement la simple technique de soins, de réharmonisation, de remise en forme pour déboucher sur une "remise en ligne", dans le droit fil d'une transformation continue d'énergie, d'une information constante entre les deux bouts d'une chaîne sur laquelle nous, maillons identiques aux autres, devons être alignés pour être en harmonie, corps, esprit et âme.

Rien d'étonnant désormais si un symbole sert de base de travail pratique, puisque celui-ci consiste essentiellement à aider le maillon exclu à se réinsérer dans la chaîne, dans la position où il va remplir sa fonction, vivre sa vie de maillon.

La troisième passerelle : Les fréquences de base des çakras

Chacun fonctionne sur une fréquence de base qui lui est propre. Les fréquences «brutes» reçues de la Terre et du Ciel, transformées par les premier et septième çakras aux normes humaines, subissent d'autres transformations dans les deux sens, du Ciel à la Terre, de la Terre au Ciel, autrement dit une voie ascendante et une descendante, que nous pouvons schématiser comme ceci :

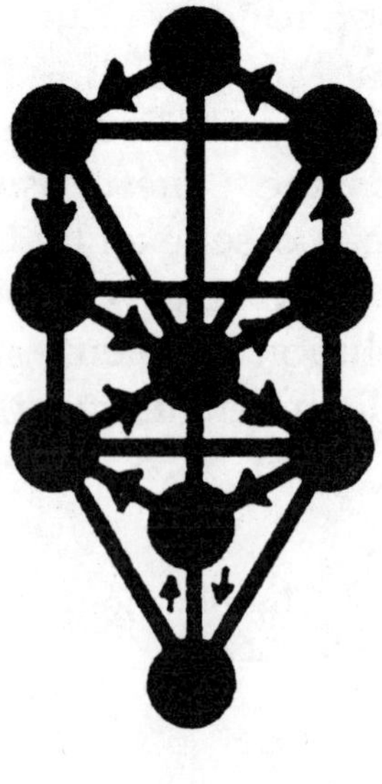

C'est ici qu'intervient une notion très importante : celle du «parasitage». Un çakra va connaître deux possibilités :

* soit il va tourner en autarcie sur sa propre fréquence en s'emballant, constituant un véritable foyer qui bouffe littéralement l'énergie de tout le reste, puis comble les vides ainsi créés avec sa fréquence, imposée aux autres centres. Il se comporte comme un véritable «trou noir», un corps étranger. Tout se met à graviter autour de lui, le moindre incident qui devrait être pris en charge par un autre çakra étant géré par son énergie. Exemple : le troisième ayant ce comportement, noie tout l'Etre sous son énergie, et toutes les réponses aux stimuli extérieurs ou intérieurs ne peuvent plus se faire que sur le mode émotif et anxieux, avec inhibition de l'expression.

* soit il va y avoir ce que mes élèves et moi nommons très poétiquement le «vidage des poubelles» : un principe d'énergétique veut que lorsqu'il y a excès ("plénitude") à un endroit, il est compensé par un vide ailleurs. Un çakra en plénitude va profiter du vide d'un autre pour se débarrasser de ses excédents : il vide sa poubelle chez l'autre, qui, ne sachant plus quoi faire de sa propre énergie, va l'expédier à un autre, etc..., etc... Un çakra rempli de la fréquence d'un autre est obligé de fonctionner avec un «carburant» qui n'est pas fait pour lui, donc mal, par à-coups, et tout son territoire va en souffrir.

Un exemple théorique : soit un sujet dont l'hypermentalisation fait des ravages. Son sixième çakra débordant de trop d'énergie va vider ses poubelles dans sa partie postérieure qui fonctionne normalement sur une fréquence différente, et assume mal cette énergie étrangère qui lui est imposée. Elle va à son tour déverser sa fréquence personnelle, par exemple, dans la partie postérieure du troisième çakra. Donc, déjà, à partir d'une hypermentalisation provoquant le stress, nous aboutissons à un problème d'ordre métabolique. Rajoutons un maillon à la chaîne : le troisième postérieur déverse son énergie dans le cinquième. Nous avons toutes les chances d'assister à un dysfonctionnement thyroïdien, ou à un problème touchant les organes sensoriels, voire de communication. Lorsqu'un des critères est touché, il y a de fortes chances pour que les autres le soient aussi plus ou moins. Supposons ici que ce soit le critère de communication qui soit touché, que ce çakra «déverse» à son tour dans sa partie postérieure et que cet ultime maillon constitue le symptôme qui va pousser la personne à avoir recours à nous : il y a de très fortes chances pour qu'elle soit affectée par un blocage de ses vertèbres cervicales basses et dorsales hautes, avec raideur, douleur, difficulté pour exécuter certains mouvements pouvant aller jusqu'au torticolis, douleurs des épaules et des membres supérieurs. Physiothérapie, ostéopathie n'y peuvent rien : ce n'est que la surface, et, les mêmes causes produisant les mêmes effets, la genèse perdurant et nourrissant les conséquences, ces blocages, même momentanément soulagés, ne peuvent que se reproduire dans un délai plus ou moins bref.

Changeons légèrement la fin : le cinquième çakra déverse maintenant dans le troisième antérieur, qui devient le dernier maillon de la chaîne, le symptôme consistant en toute une série d'émotions non maîtrisées, non exprimées, avec les conséquences dans le territoire des vicères abdominaux : spasmes, colite, hyper ou hyposécrétions digestives, maldigestions, et problèmes de décharges d'adrénaline de la médullosurrénale, facteur supplémentaire de stress qui risque, par une boucle de rétroaction, un feedback positif, d'aggraver la pathologie du sixième postérieur. La machine s'emballe, la conséquence ultime venant régénérer une de ses propres causes et l'entretenir.

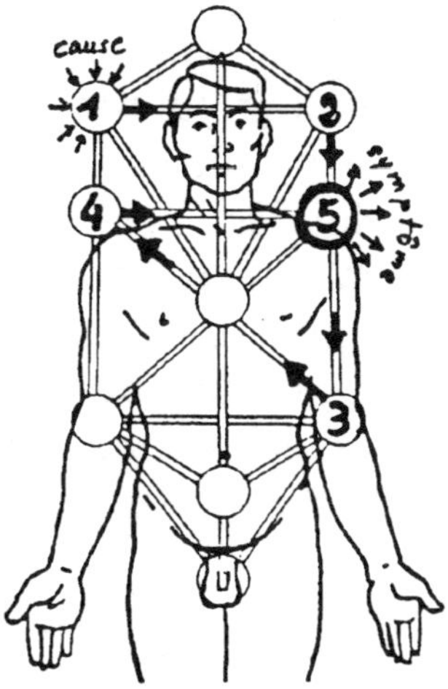

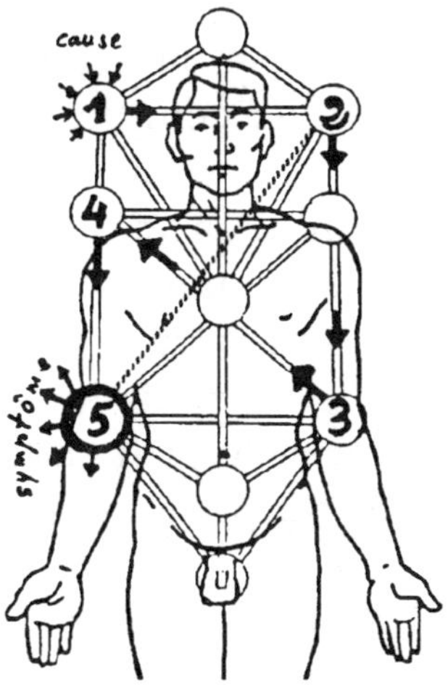

Cette troisième passerelle fut, à mon sens, la découverte la plus importante et captivante de toute cette mise au point. Elle me permit une ouverture fantastique sur la compréhension de divers phénomènes. A partir de là, il devient extrêmement aisé de localiser la répétition des ces fréquences à un niveau plus restreint : vertèbres, organes, et de dresser une véritable cartographie permettant d'aller directement là où c'était nécessaire, au blocage principal engendrant tous les autres.

Ce fut, entre autres, une application fondamentale dans le perfectionnement des "petits outils" dont je parlerai un peu plus loin, qui ont permis une modification en profondeur de la pratique et de l'enseignement de toute la méthode.

Il y aurait encore à dire...

...mais il y a aussi d'autres éléments importants à voir. Les çakras sont à eux seuls une grille de lecture, qui permet déjà de comprendre dans une large mesure les enchaînements pathologiques, au moins dans leur principe, mais aussi toute la dynamique transformatrice conduisant l'Homme a remplir son rôle entre Yin et Yang, lui rendant tout le sens de sa place dans cette chaîne infinie des énergies qui nous ancre à nos références profondes.

Cependant, si les exemples d'enchaînements fournis ici apportent la compréhension d'un cheminement analytique, comment une série de déviations conduit au malêtre, si cette grille peut déjà s'avérer utile en venant compléter ou préciser les connaissances déjà acquises par un thérapeute, cette modélisation ne peut prendre toute sa valeur qu'au sein d'un ensemble plus vaste de grilles de lecture se complétant, dans une vision vraiment holistique de l'Etre Humain.

C'est pourquoi, malgré les précisions que je viens de donner, cet ouvrage ne saurait être pris pour un traité sur les çakras. Je tiens à insister là-dessus : je n'ai fait que les présenter comme éléments de l'Analyse-Réinformation Cellulaire. Leurs significations sont profondément modifiées par l'apport d'autres éléments tout aussi importants.

Ce qui est surtout important et fut passionnant pour moi, ce fut de faire passer une notion jusqu'alors très théorique, du domaine de l'ésotérisme, à la pratique quotidienne selon une logique simple et efficace, grâce à une simple observation attentive de certains phénomènes sur le vivant, en cours de travail, et non plus comme supputation théorique.

Rien ne s'invente. Tout se retrouve.

La quatrième passerelle : les dimensions de l'Etre Humain

L'apport essentiel de mes maîtres Secondy et Piro devait être pour moi la plate-forme de départ d'un immense développement. Leur concept holoénergétique, plus global déjà que l'auriculomédecine, s'adressait non plus à l'organe en question ou au système d'organes, mais permettait de déterminer qui, du physique, de l'émotionnel ou du mental, avait déréglé les autres fonctions. L'utilité est évidente : déjà à ce stade, nous n'irons pas manipuler une vertèbre physiquement, matériellement, si nous savons que ce sont des émotions mal gérées qui la bloquent. Pas plus que nous n'aurons l'idée saugrenue de soigner en psychologie quelqu'un dont les dépressions sont dues à des taux d'hormones inadaptés.

A l'époque où j'avais le plaisir de travailler selon leur enseignement, ils avaient réussi, en prenant pour base un système mathématique appelé "séries transformées de Fourier", à utiliser un filtre par plan de fonctionnement de la personne. Ce qui me gênait alors dans mon travail était de n'en avoir aucun qui tienne compte d'une partie invisible mais fondamentale de l'Etre, à laquelle la psychologie m'avait formé : les inconscients, qui modulent en profondeur notre comportement. Partant sur la lancée qu'ils m'avaient donnée, je finis par résoudre le problème par approches successives.

C'est cette approche originale dont je souhaite parler maintenant, ainsi que la manière dont la modélisation obtenue en recoupe complètement d'autres, issues d'approches scientifiques théoriques.

Les séries fréquentielles

Pourquoi «séries»?

Tout simplement parce qu'il s'agit de séries de fréquences harmoniques, chacune permettant la lecture d'un système de références différent, d'un niveau de conscience ou de perceptions particulier de l'Etre Humain

Premier principe : chaque organe est le siège d'une fréquence particulière.

Deuxième principe : les fréquences des divers organes appartenant à un système sont harmoniques entre elles. Le système émet donc une **série fréquentielle** qui lui est propre.

Troisième principe : ici aussi, le phénomène de parasitage existe, tout comme chez les çakras : un organe peut imposer sa fréquence à un autre, qui va donc mal fonctionner. Même réflexion à l'échelle des systèmes : le premier parasite le second qui parasite le troisième...

1) **La partie rationnelle de l'Etre**. Poussons plus loin le deuxième principe dans le sens de la globalisation : les systèmes organiques sont regroupés au sein du corps physique. Dans ce cadre élargi, leurs séries fréquentielles forment une «supersérie» qui est spécifique du corps physique, matériel, mesurable, palpable.

Question : l'Homme n'est-il qu'un corps physique ? Non, il faut, pour entretenir et régénérer toute cette structure, un système de maintenance et de coordination, une «liaison interservices» assurée par toutes les substances sécrétées par les cellules de ce corps, Elles sont les éléments de cohésion et de synchronisation entre toutes les parties du corps. C'est ce qui permet de vivre selon des rythmes réguliers, dans une synergie parfaite.

Il faut pour cela, un renouvellement de la matière première, grâce aux fonctions de nutrition et un rejet des déchets de substances usées. Entre les deux, résultat de l'activité cellulaire, les médiateurs : hormones, neuromédiateurs, enzymes, systèmes de défense et d'information assurent la logistique. Cet ensemble de messagers transmettant l'information s'appelle le métabolisme.

Posons donc qu'il existe une série fréquentielle rendant compte de l'état du corps physique, et une autre ayant trait aux fonctions métaboliques. Mettons-les en tableau :

Métabolisme

Corps physique

L'Homme n'est-il que cela? Non, bien sûr. Il est bien plus encore, et dépasse de loin un assemblage de cellules reliées par des médiateurs chimiques. Si nous n'étions que ça, la vie serait certes plus simple. Mais nous avons aussi un psychisme, qui fait partie de nous, qui peut souffrir tout comme notre corps, ressentir de la fatigue, éprouver de la lassitude, de l'angoisse, de la peur, connaître des faiblesses au moment d'accomplir un travail... Une grande Tradition remontant à la nuit des temps nous décrit l'Homme, non comme un corps, mais comme un **ensemble de plusieurs corps**, certains correspondant à la vie psychique et spirituelle. Ce sont aussi des énergies, et, à ce titre, le psychisme émet aussi des fréquences.

Partons de ce postulat, et, en toute logique, si les corps physique et métabolique émettent des séries fréquentielles qui rendent compte de leur fonctionnement, il doit en être de même du psychisme.

Celui-ci se compose de deux processus différents. Le premier contact avec un être ou un événement inconnu, la prise de connaissance de quelque chose de nouveau, vont provoquer un phénomène d'adaptation variable selon les circonstances. Il s'agit de la réception d'une information venue de l'extérieur qui va être acceptée ou refusée selon les cas, mais va toujours nécessiter des modifications profondes de l'énergie, comme si cette dernière «faisait de la place» pour intégrer le nouveau, avec effets à tous les niveaux, y compris physique et métabolique. Cette première prise de contact entre dans le domaine des **émotions**. La deuxième réaction va consister à trier les informations, à les filtrer, les intégrer afin de les classer méthodiquement dans des mémoires pour les réutiliser a posteriori en tant qu' «expérience», base de comparaison, dans une construction logique, induite des prémisses aux conclusions, c'est-à-dire dans une structuration **mentale** : le raisonnement.

Il est important de bien faire la différence entre émotionnel et mental, puisque le premier est une réaction primaire d'adaptation rapide à une nouveauté, et le deuxième, une secondarisation analogique permettant de reproduire, perfectionner, améliorer ou inventer par combinaison de données les réponses à un problème répétitif. De plus, ces dernières pourront être transmises : lorsque je m'adresse à vous dans cet ouvrage, en apportant toutes ces informations, je présente précisément une combinaison de connaissances très diverses, intégrées dans une démarche logique. De plus, j'utilise mes capacités mentales afin de rendre mon discours clair et simple - j'espère y être arrivé ! - , de manière à éviter autant que possible les interprétations équivoques ou à contresens, toujours possibles dans un domaine nouveau.

Continuons dans cette logique des «corps psychiques», et plaçons ces deux séries fréquentielles dans le tableau vu plus haut. Mais ici, un petit problème se pose : si le physique est palpable, mesurable, pesable, solide et concret, si le métabolisme peut s'étudier par des analyses en laboratoire, numération et formules rendant compte de taux de substances, le psychisme n'est mesurable que par des moyens indirects d'évaluation, des appréciations - parfois, hélas, des jugements. Il fait partie, par rapport à la matière qui nous compose, du domaine de l'invisible. Dans ce cas, séparons-le du visible par une petite frontière.

Mental

Emotion

__________<<Frontière>>______________________________
ou <<Horizon>>

Métabolisme

Corps physique

Cette frontière, cet «horizon» a son importance.

Bien! Voilà qui fait plaisir : nous avons sous les yeux un homme complet, absolument parfait, avec corps et esprit. Bâti ainsi, il va répondre aux stimuli, événements, catastrophes avec un flegme inaltérable, dans une bonne logique bien rationnelle, un système action-réaction d'une rigueur mathématique, conforme aux lois physiques classiques. La réponse d'un tel être ne peut être que bien adaptée aux circonstances. C'est le Monsieur Spock de «Star Trek».

Vous en connaissez beaucoup des comme ça ? Moi pas. Remarquez bien que ce serait sans doute simple, reposant, mais ennuyeux à mourir. Regardez-vous, regardez autour de vous, en fait rien ne se passe avec cette logique froide et impeccable dès lors que le facteur humain entre en jeu. Placés dans des circonstances nécessitant une réponse rapide et efficace sans préparation préalable, nous avons plutôt tendance au cafouillage avant l'adaptation. Encore cette dernière n'est-elle pas toujours parfaite. Dans la majorité des cas, nous aurons une tendance plus ou moins forte à la réaction **irrationnelle**, semblant obéir à d'autres lois, à une autre logique que celle de notre monde réel. Il doit y avoir quelque part, derrière l'organisation logique et rationnelle de nos quatre séries fréquentielles, de l'autre côté d'un rideau, d'un miroir, d'un horizon, «quelque chose», une partie cachée de l'Etre Humain qui nous fait commettre parfois des extravagances là où il faudrait de la logique, qui nous donne des réactions sans rime ni raison là où le rationnel devrait nous guider. Une autre partie de nous-mêmes qui vient «polluer» notre belle Raison si bien structurée, cette belle vitrine que nous présentons à la lumière. Une partie d'Ombre que nous préférons ignorer, et dont a si bien parlé C.G. Jung : **les inconscients**.

2) Les archives de l'apprentissage. Eux aussi vont se classer en plusieurs séries. Continuons sur le postulat de tantôt : tout ce qui fait partie de l'Etre, y compris son Ombre, émet des fréquences, se caractérise par des énergies spécifiques à des plans donnés.

Comme formulé ci-dessus, il n'y a pas **un** mais **des** inconscients.

Pour en délimiter les catégories, je vais faire appel à une image parlante et simple : «Oh, le joli petit toutou! mais c'est un mignon chien-chien à son pépère, ça!» En prononçant ces profondes paroles, vous abaissez la main sur la tête du gentil toutou, dans l'intention fort louable de le caresser. Dans une pulsion soudaine il vous la mord jusqu'au sang!

Que s'est-il donc passé? Une réaction rationnelle de sa part eût été qu'il remue la queue, se trémousse et se régale. La réaction d'agressivité était due à une peur sans objet réel, irrationnelle. La conclusion s'impose : c'est un chien battu qui assimile la main à la douleur de la raclée et a réagi en conséquence. Vous êtes la pauvre victime d'un **conditionnement**. Il a mis en mémoire le rapport main-douleur.

Il n'y a pas que les chiens. Nous aussi. Si, dans notre enfance, nous avons reçu des claques physiques ou morales, il y a gros à parier que notre comportement d'adulte se ressent de cet apprentissage négatif. La peur de la gifle faussera nos réactions, relations et contacts. Lorsqu'un événement a marqué, toute situation analogue fera revivre inconsciemment la première fois, et nous reproduirons la même réponse à ce stimulus, **sans même nous en rendre compte**.

Sans aller jusque-là, même si tout se passe bien dans notre éducation, nous subissons un certain nombre d'apprentissages. Ils commencent dès le berceau, et se poursuivent tout au long de la vie, quels que soient notre âge ou notre situation. J'en apprends tous les jours. Ce conditionnement commence avec les parents, se poursuit avec des pères et mères de substitution : tous ceux, maîtres d'école, professeurs, formateurs, qui vont avoir pour tâche de nous transmettre des connaissances, ainsi que tous ceux avec qui nous serons en relation de travail, d'affaires, ou affective. Si nous nous reportons au chapitre des çakras, dans le premier septénaire de notre existence, la mère va nous structurer, fournissant l'archétype féminin et celui de la relation à la femme. Elle est structuratrice **physique** lorsqu'elle nous porte en elle, puis **relationnelle et morale**, et enfin de la personnalité, de l'**individualité**. Ainsi, une «case» des archives va mettre en mémoire, en vue d'une réutilisation ultérieure, toutes ces informations qui font désormais partie de nous. De même, au deuxième septénaire, le père prend le relais, nous montre la vie à sa manière, fournissant l'archétype masculin, la structuration **psychique**, toutes les données du contact avec le masculin. Tout est engrammé, mis en mémoire, enregistré. C'est dans la boîte. Une case de données est remplie.

Bien entendu, selon la manière dont ces relations se seront passées avec l'un et l'autre, toutes les forces et les faiblesses des ces apprentissages conditionneront, plus tard, nos réponses aux stimuli qui les évoquent. Je propose donc deux séries fréquentielles rendant compte de l'état de ces mémoires, de ces archives personnelles. Je les nomme «Mère Structuratrice» (MS) et «Père Structurateur»(PS). Elles contiennent non seulement la mémoire précise de tout ce qui s'est passé dans notre relation à tous nos structurateurs, mais aussi une image définitive de l'homme et de la femme. Ils et elles seront tous, pour nous, des PS et des MS, ou leurs échos.

Les acquis des apprentissages atteignent, avec le temps, à un automatisme. Ils sont reproductibles avec aisance à la demande, que ce soit la dextérité dans l'accomplissement d'une tâche, ou un tic, une «petite manie», tout ce qui se fait sans y penser en fait partie. Bons ou mauvais, utiles ou gênants, les réflexes conditionnés peuvent être facilement analysés et leur acquisition progressive retracée : le pianiste virtuose, chez qui toute la technique de déchiffrage et de doigté est intégrée, exécutera un morceau sans avoir à se remémorer tout son cursus, mais le restituera aisément à la demande, et pourra même le transmettre. Lorsque j'examine en Analyse-Réinformation Cellulaire, les gestes à accomplir viennent tout seuls, et c'est sans effort ni nécessité de raisonnement que j'interprète instantanément les données qui me sont fournies. Cependant, malgré cette «seconde nature» donnée par l'habitude, je peux analyser, décortiquer et détailler tous les éléments, pour vous informer, sans aucune difficulté : ils sont très faciles à ramener au niveau conscient.

3) Les archives familiales - Par contre, une observation s'impose d'emblée : certains types de réactions, de comportements, de petites manies se répètent inlassablement de génération en génération dans une même lignée. La réflexion facile à faire à cet égard est que, quand on vit avec quelqu'un, il est logique d' «attraper ses virus», de calquer nos attitudes sur les siennes, et de reproduire ainsi ce que nous avons pour modèle sous les yeux. C'est vrai, mais ceci entre plutôt à mon sens dans les séries PS et MS. Des études faites sur de nombreux cas démontrent l'existence de schémas comportementaux absolument identiques à ceux de leur géniteurs chez des enfants qui ne les ont jamais connus, l'administration seule ayant leur coordonnées, ce qui a permis de mener les enquêtes. Il a été ainsi possible de voir la reproduction des mêmes réactions, comportements, cheminements dans des lignées séparées par les aléas de l'existence, les mêmes patterns (schéma, modèle) issus du père ou de la mère. Si ces enfants présentaient les manières des PS et MS chez qui ils vivaient et qui assuraient leur éducation, leur niveau culturel et scolaire, ils reproduisaient des types comportementaux, des réactions face à certains stimuli absolument identiques aux générations qui les avaient précédés chez leurs parents naturels. Exemple d'un jeune couple d'amis : elle l'épouse «en catastrophe» parce qu'elle était enceinte. Sa soeur est mère célibataire : son ami s'est enfui en apprenant la bonne nouvelle. Leur mère les a eues avec deux hommes différents, qui ont fichu le camp en apprenant leur paternité.

Voilà pour le côté de la jeune femme. Quant à son mari, il a failli partir aussi en apprenant qu'il allait être papa, et n'a jamais connu son père, qui s'est «tiré» avant sa naissance.

Bonjour les patterns!

Pour que, de mère en fille, la même situation se reproduise, identique à chaque génération, avec le même genre de bonhomme, il faut tout de même qu'il y ait «quelque part» une information qui pousse aux mêmes goûts, couleurs et réactions. Je n'ai pas exagéré, il y a pire : la grand-mère fut séduite par un militaire, qui repartit en Afrique à la première occasion. La mère se retrouva enceinte d'un militaire qui disparut bien vite. La fille épousa un militaire qui demanda le divorce peu après la naissance de leur fille...

Je pourrais en citer des pages entières. Un ami, ayant

dû se bagarrer pour arriver à une situation enviable, cultivait le fantasme d'aider un jeune à démarrer dans la vie. Il prit ainsi un associé qu'il forma, installa, lança professionnellement et qui, très vite, le poussa vers la sortie. Il se retrouva à la rue, obligé de recommencer à zéro. Je vous entends me dire «ça peut arriver, ça arrive tous les jours». Oui - mais, ce que mon ami ignorait à l'époque, et qu'il ne découvrit que bien plus tard, c'est que son père, qu'il avait peu connu, et son grand-père avant lui avaient subi **exactement le même type de situation**, dans les mêmes conditions.

Troublant, n'est-ce pas?

Nous reproduisons. C'est plus facile que de faire du nouveau. Un pattern personnel est aisément accessible, conscientisable et corrigible. Mais une matrice vieille de plusieurs générations, enfouie au fin fond des inconscients familiaux et gentiment léguée en guise d'héritage...?

Sur le plan pratique, deux séries vont servir à visualiser ces mécanismes hérités, ces inconscients collectifs des lignées dont nous sommes issus, mémoires de tout ce qu'ont vécu nos ancêtres et qui s'est ancré en eux au point de devenir transmissible, de se transformer en matrice. Il serait un peu long de les dénommer à chaque fois : «Inconscients Collectifs de la lignée paternelle (ou maternelle)». Je simplifie donc en les nommant Père Collectif (PC) et Mère Collective (MC). Ca va plus vite.

C'est dans ces deux séries fréquentielles, donc, que se trouvent les matrices tenant enregistrés tous les événements qui ont marqué profondément nos ancêtres. Toute matrice suffisamment douloureuse, même refoulée, peut être transmise à la descendance. Ca me permet de revenir encore sur ce que j'ai présenté et qui est l'argument même de cet ouvrage : on se souvient d'absolument **tout** ce qu'on a vécu, mais aussi de **tout** ce qui a marqué en profondeur les **générations qui nous ont précédé** ! Côté père et côté mère.

Désormais, le tableau peut être complété : de part et d'autre d'un «miroir», d'un horizon entre rationnel, entre réalisation et mémoires, existent quatre séries fréquentielles. A droite, le Réel, désignant ce qui est immédiatement à notre portée, à notre contact, ce que nous voyons, touchons entendons et faisons consciemment, ce qui est trivial, c'est-à-dire mesurable, palpable, y compris le mental et l'émotionnel dans leurs manifestations. En somme, ce qui est au grand jour, immédiatement visible. A gauche, ce qui est dans l'Ombre, ignoré la plupart du temps, et que nous ne pouvons retrouver, délimiter et décrire que par un travail analytique de prise de conscience, de connaissance de nous-mêmes.

En somme, monde et anti-monde, matière et anti-matière, ces deux univers qui coexistent en nous, s'opposent et se complètent, exactement comme le Yin et le Yang dans le symbole du Tao.

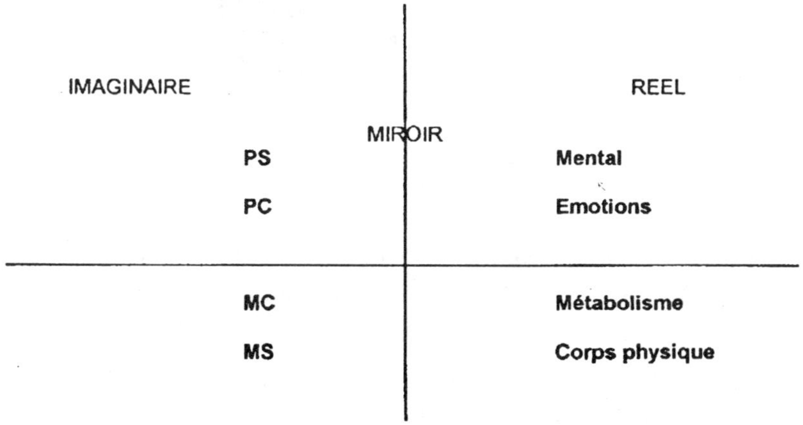

La dynamique est exactement la même. Sous la poussée des informations collectées dans le Réel, l'Imaginaire met en mémoire tout ce qui dépasse le quantum nécessaire à la traversée du miroir, pour pouvoir le ressortir le moment venu. La poussée de l'Imaginaire, en réponse à un événement extérieur, module le comportement dans le Réel, où les réponses aux stimuli vont porter la trace des renseignements inclus dans les archives.

Regardons de nouveau ce schéma : comme lors de l'étude des notions apportées par Nogier, nous sommes en présence d'une phase 1 : le Réel, d'une phase 2 : l'Imaginaire, séparées par une phase 3 ou interphase, lieu de contact, d'échange, de mouvement dans une influence réciproque.

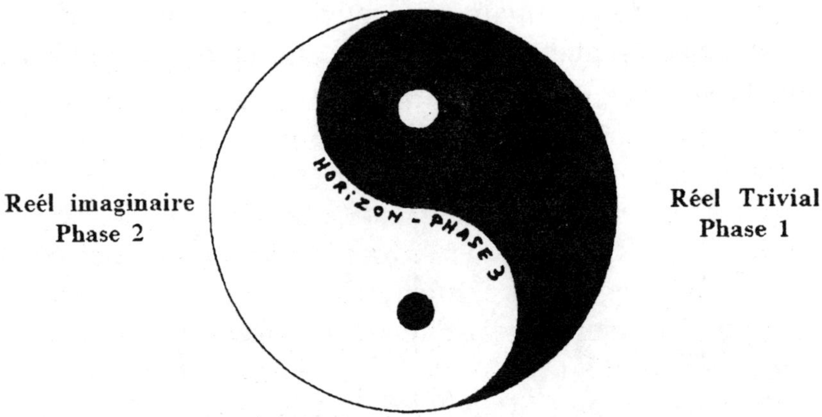

4) Les séries polaires - Ce modèle ne saurait être complet si l'on ne tenait pas compte de deux facteurs importants : à titre de simple rappel, l'Homme est un transformateur d'énergie entre Ciel et Terre, énergie masculine et féminine, symbole du père et de la mère et de tout ce que nous tenons d'eux : les mémoires indispensables à notre structure d'Etre Humain, codées dans une molécule présente dans nos cellules, l'Acide Désoxyribonucléique, support de toute notre hérédité. Sur elle sont codées toutes nos caractéristiques physiques, métaboliques, psychiques. Mais, de même que l'ensemble de l'Etre, que tous les éléments qui le composent, cette molécule, à mon sens, doit posséder, elle aussi, sa partie imaginaire, son codage de ce qui se transmet de l'autre côté du miroir. Ce n'est qu'une hypothèse, une simple idée qui, à mon sens, ne révolutionnera pas la biologie. Mais ce qui semble vrai pour la particule et se répercute apparemment à toutes les échelles peut être envisagé ici aussi, ne serait-ce qu'en tant que modélisation. La logique de la symétrie par rapport au miroir l'exigerait, et, de plus, dans la pratique, un filtre indispensable au déroulement cohérent de l'examen représente cette partie du modèle que, faute de mieux pour l'instant, je nommerai l'onde psi de l'ADN.

Ces deux références se placent donc d'elles-mêmes aux deux sommets, aux «pôles», rendant compte de tout ce qui est transmis d'une génération à l'autre, qualités, défauts, forces, faiblesses, patterns...

Onde psi de l'ADN... Et pourquoi pas après tout ?

Je pense, sans pouvoir encore l'affirmer, que des comportements répétés dans une lignée, et codés dans la partie imaginaire doivent provoquer des modifications dans la molécule elle-même, une mutation. Ceci expliquerait l'apparition, dans une lignée jusqu'alors exempte de toute morbidité héréditaire, de certaines maladies génétiques. Exemple : une amie possédant des archives familiales et une généalogie remontant fort loin a pu constater, dans la lignée paternelle, l'apparition d'abord sporadique, puis l'installation permanente d'une pathologie diabétique. Depuis trois générations en comptant la sienne, il s'agissait d'un diabète grave insulinodépendant. Aucune pathologie semblable ne semblait exister dans les lignées qui s'étaient alliées à celle-là. Donc, en fait, peu à peu, une information parasite avait dû, par aggravations successives, modifier la structure du gène de l'insuline. Je ne peux l'expliquer autrement. Or l'examen en Analyse-Réinformation Cellulaire montrait, au fin fond des enchaînements pathologiques, une immense fragilité émotionnelle avec incapacité à l'exprimer. Sachant que le troisième çakra, ici impliqué, est responsable du territoire des vicères abdominaux, et en particulier le pancréas qui est une de ses glandes endocrines «critère», nous saisissons tout de suite la relation existant entre l'hyperémotivité enfouie, refoulée, viscérale et la pathologie purement métabolique. Ce qu'il fut intéressant de noter dans l'histoire familiale, est que ce fonctionnement émotionnel précédait de fort loin le premier cas de diabète.

Ceci n'a rien de surprenant. Il est souvent arrivé que des diabètes se déclenchent à la suite de chocs émotionnels violents.

Reprenons : le modèle, désormais complet, va comporter quatre dimensions dans le Réel Trivial et quatre dans le Réel Imaginaire, séparées par une interphase assurant les échanges d'informations et le filtrage de ces dernières. Aux deux extrémités ou pôles du miroir, deux références équivalant à des banques de données se trouvent à cheval sur les deux Réels.

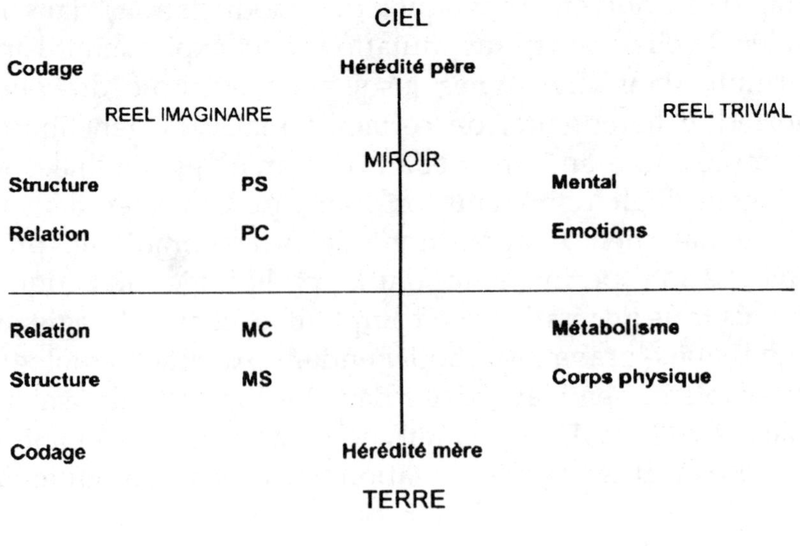

Chacune de ces dimensions est représentée matériellement par un filtre, transformée de Fourier de tous les éléments qu'elles contiennent. C'est ce qui nous permet d'effectuer une détection globale extrêmement rapide, les détails découlant de la combinaison d'autres filtres plus spécifiques.

La question de l'influence des «charges» imaginaires trop lourdes sur la structure du Réel dans l'ADN reste donc en suspens. Suite au prochain numéro... L'influence de l'esprit sur la matière laisse encore beaucoup de questions à résoudre. Ce que je me suis permis de suggérer plus haut peut donner une piste intéressante. Peut-être suis-je en train de me fourvoyer totalement. Il n'en reste pas moins que cette hypothèse d'une voie de matérialisation de l'imaginaire est passionnante.

La «remontée de la piste» par les séries fréquentielles.

Le processus est exactement le même que celui déjà évoqué pour les çakras : c'est le «vidage des poubelles». Lorsqu'une série fréquentielle fonctionne mal, elle va chercher à se débarrasser de son trop-plein d'énergie, réalisant le phénomène de parasitage. De ce fait, des structures gouvernées normalement par une fréquence qui leur convient se trouvent obligées de «carburer» avec une autre, qui ne leur est pas du tout adaptée. Et le phénomène peut se poursuivre : une série parasite une série qui en parasite une autre..., et ainsi de suite, de part et d'autre de l'interphase-miroir. Ceci nous permet de disposer d'une seconde grille de lecture, analogue à la première, mais située sur un autre plan de conscience, et dont je peux à nouveau fournir un exemple théorique, calquable sur ceux donnés précédemment : soit un sujet dont la série mentale est en hyperfonctionnement et décharge ses poubelles dans le plan PS, apportant de l'eau au moulin des matrices qui y sont inscrites. Cette série va, à son tour, dégager son trop-plein d'énergie dans la série métabolique, provoquant des troubles de synchronisation de tous les systèmes du corps physique. Donc déjà, un point de départ purement psychique a un résultat dans la matière : douleurs, fonctions altérées, cassures dans les biorythmes. Maintenant, supposons que la série métabolique parasite la série émotionnelle : hyperémotivité dont l'expression est impossible.

Cette progression, nous l'avons vue dans l'exemple fourni pour les çakras : c'est le même, et je les place tous les deux en parallèle :

Conséquence

5è çakra post.	Fragilité affective blocage des vertèbres cervicales	**Série PC**
⇧		⇧
5è çakra ant.	Hyperémotivité, inhibition de l'expression des émotions	**Série émotionnelle**
⇧		⇧
3è çakra post.	Problèmes métaboliques : hormones, biorythmes, systèmes de défenses somatiques et psychiques	**Série métabolique**
⇧		⇧
6è çakra post.	Hyperstructuration mentale = idée fixe, stress permanent, = blocage crâne et hypophyse	**Série PS**
⇧		⇧
6è çakra ant.	Mentalisation excessive	**Série mentale**

Cause profonde

Cette ressemblance n'est pas fortuite, je n'ai même pas eu besoin de fabriquer le cas, ni de forcer pour établir la coïncidence, elle est bien réelle.

En effet, tout comme pour les çakras, une grille de lecture ne suffit pas, même si celle que nous venons de voir est très élaborée. C'est la combinaison de plusieurs grilles qui va induire la finesse d'interprétation. Quelques autres restent à voir.

L'exemple ci-dessus n'est pas sans danger : il présente un cas souffrant de douleurs cervicales avec blocage, dont la cause profonde est totalement psychique. C'est pourquoi je perçois d'emblée votre réaction : «mais alors tout est d'origine psychique?» - que nenni! C'est une vision par le petit bout de la lorgnette. La fâcheuse tendance actuelle de déformer les implications de la psychosomatique fait que j'entends souvent cette réflexion. La psychosomatique existe, c'est sûr et certain, nous le constatons tous les jours. Ces deux exemples le confirment. L'interaction des séries dans un enchaînement de causes et d'effets nous donnent souvent le schéma type :

1 Surface : problèmes psychologiques. La thérapie tourne en rond pendant des années.
2 Pourquoi? En dessous, problème métabolique, qui explique l'aspect cyclique des réactions psychiques.
3 Pourquoi? A cause d'un blocage physique qui retentit sur l'hypophyse, glande qui commande le fonctionnement des autres.
4 Pourquoi? Parce qu'un stress bloque certaines structures qui retentissent sur la série physique.
5 Pourquoi? Parce qu'il existe un problème psychique inconscient, qui n'a strictement rien à voir avec ceux traités sans succès en thérapie, là-haut, à la surface. C'est dans celui-ci qu'il faut aller travailler, après l'avoir révélé.

Mais encore? Nous nageons toujours dans le psychique!

Oui. Mais... non ! Je vais fournir un exemple qui va vous faire voir que, si la psychosomatique est fréquente, **la somatopsychique existe aussi**, ô combien : une famille éplorée m'amène une femme étiquetée «paranoïaque». Bourrée de psychotropes du type «drogue dure», tendue, agressive, intolérante à toute stimulation un peu vive, piquant sa crise à tout propos, son cas se résoud pourtant à un mécanisme simple. L'examen aboutit à la présence de la série physique sur le çakra 6 postérieur, il est dès lors aisé de déterminer un blocage mécanique de l'atlas, la première vertèbre cervicale sous l'occiput.

Je ne connais que trois choses pouvant provoquer ce blocage : stress violent, traumatisme physique ou anesthésie générale (je n'explique pas pourquoi, ce serait long et technique). Questions à la famille, la réponse ne se fait pas attendre : «Après son réveil d'anesthésie, elle n'était plus la même».

Sa «paranoïa» a été réglée par un excellent ostéopathe, et elle va très bien, merci (pas la paranoïa, la malade !)

Ce dernier cas montre à l'évidence qu'on peut avoir de sacrées surprises lorsqu'on analyse les enchaînements des dysharmonies successives. La cause n'est pas toujours où on l'attend, et il faut absolument se garder de tout présupposé. Le point de départ peut être **n'importe quoi**, et l'arrivée peut se faire **n'importe où**.

Ce qu'il y a d'intéressant dans un tel système, et qui facilite grandement les choses, c'est l'existence d'un seul filtre par plan de fonctionnement : un seul pour tout le corps physique, un seul pour tout l'émotionnel, bref, un seul par "case" mentionnée dans le schéma complet. Cette globalisation permet un travail de plongée vers la source des problèmes extrêmement rapide. Ce n'est qu'au bout de l'examen que va se faire un travail de précision analytique, indispensable pour savoir ce qu'on fait et en faire part à l'intéressé en langage clair.

Ce qui est amusant, c'est que cette découverte fut très

empirique et tâtonnante au départ, et qu'à un certain point, elle me ramena à ce qu'avaient déjà fait mes maîtres : un calcul mathématique s'imposait.

Les modélisations mathématiques

En bon matheux dont la névrose favorite consiste à tout vouloir mettre en équations, je suis immensément rassuré lorsque je découvre, dans les sciences exactes, des modélisations assises sur une pure logique, correspondant point par point à ce que j'ai découvert de mon côté empiriquement sur un terrain aussi mouvant que l'Etre Humain.

Vous que les maths rendent migraineux, rassurez-vous, j'ai fait tous mes efforts pour que cette explication reste accessible au plus grand nombre, même si cette vulgarisation l'ampute de certains éléments.

Les séries de Fourier : Joseph Fourier a développé un mode mathématique permettant une conversion ondes complexes - ondes simples. Autrement dit, il s'agit d'un système analogue à une caméra vidéo : l'image est transcrite en fréquences électromagnétiques, qui porteront désormais l'information permettant de restituer l'image sur un écran. Ce sont les équations de ce modèle mathématique, appelées transformées de Fourier, qui furent à l'origine des travaux de Gabor sur l'hologramme, de ceux de Pribram, et des physiologistes qui ayant relevé les potentiels transmettant l'influx le long des fibres nerveuses, s'aperçurent qu'ils se transmettaient sous forme de gammes de fréquences : c'étaient des transformées de Fourier !

Je précise d'emblée que je ne cherche pas à «mathématiser» l'Homme. Il y perdrait de sa poésie, de son côté imprévisible, bref de son charme, mais une grille de lecture basée sur un modèle mathématique exact est un cadeau du ciel qu'il ne faut pas laisser passer. Il permet une lecture rigoureusement précise, et d'aller chercher, sous la mathématique sèche, froide et lucide, l'Etre fragile, secret, blessé et d'autant plus vulnérable, pour le prendre par la main, l'accompagner, lui rendre son but contre les doutes, son courage contre la douleur, et lui dire sans se fourvoyer : «Je t'ai compris, je suis là, je t'aiderai... **si tu le veux bien**».

En appliquant le modèle de Fourier au corps physique, on aboutit au schéma suivant :

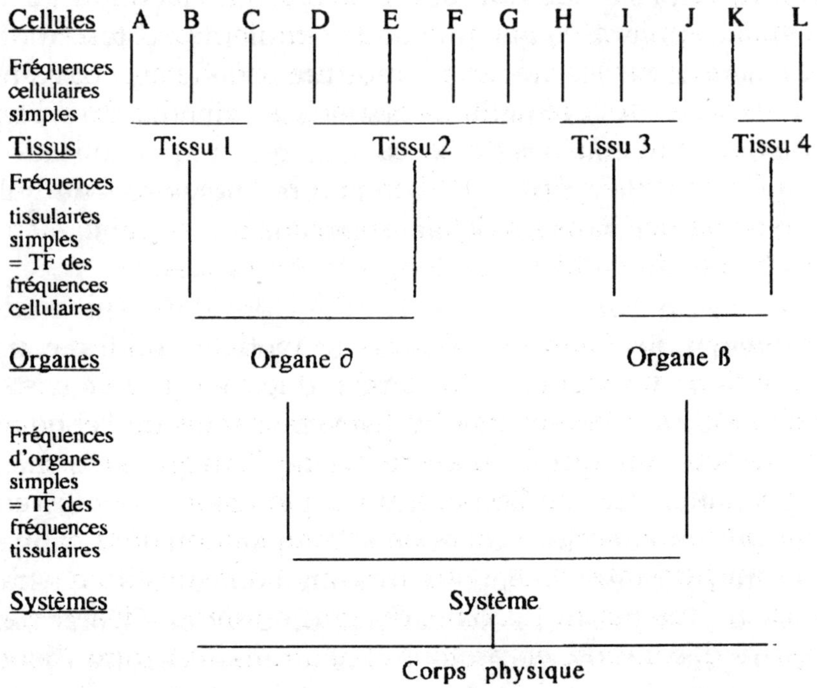

Plusieurs types de cellules, chacun ayant sa fréquence propre, donnent un tissu à fréquence complexe, qui va transformer celle-ci en une fréquence simple. Plusieurs fréquences simples de tissus différents vont composer une onde complexe d'un organe, qui le transforme à son tour en onde simple. Et ainsi de suite jusqu'au corps physique complet, dont l'extrême complexité peut être résumée par une transformée de Fourier finale, une "onde simple du corps physique".

Nous avons le choix entre un long et délicat processus analytique faisant appel à un filtre par organe, ou par système, et le processus plus global qui détecte que "c'est dans le physique que ça ne va pas", la précision finale faisant appel à la combinaison de filtres de différentes catégories.

Le processus va être exactement le même pour les autres séries triviales ou imaginaires. Le filtre "série fréquentielle" nous indique une globalité : métabolique, PS, mental, représentée par une onde simple, transformée de Fourier de tous les éléments, informations, détails, composant la série, dont la délimitation précise viendra de la lecture des combinaisons de filtres.

Ce procédé permet d'aller vite et bien, droit au but sans se perdre dans les détails superflus qui entraîneraient un cheminement bien trop long vers les causes.

Le modèle de Penrose : Depuis le modèle atomique de Rutherford au début du XXe siècle, et le concept relativiste d'Einstein, qui bouleversa les têtes pensantes de l'époque en démontrant que la matière est de l'énergie et que le temps fait partie de l'espace, nous plongeons de plus en plus profondément au coeur de la composition de la matière. Tranche par tranche, nous arrivons à des constituants de plus en plus petits. L'atome, du grec a-tomos = insécable, s'est vu décomposé en protons et neutrons. «Victoire. Nous avons trouvé les briques fondamentales de la matière !» Ben non. Car ces briques sont elles-mêmes constituées de sous-briques, de «particules ponctuelles», et plus ça va, plus il y en a : plus de 250 à l'heure actuelle.

Depuis quelques années, les physiciens mettent en doute l'existence même de la «brique fondamentale». Les particules ponctuelles ne seraient, semble-t-il, que les variations, les harmoniques d'une même onde, d'une même corde vibrante. Tout, dans leurs comportements en expérimentation, dans les observations et calculs qui en découlent, prouvent qu'elles sont composées de phénomènes vibratoires. Le nom donné à cette onde sous-jacente est «super-corde», par analogie avec une corde de violon. Au plus profond de la matière, des milliards de milliards de cordes invisibles donnent naissance, par les chocs et interférences de leurs vibrations, à toutes les formes d'énergie, de la plus concentrée qui est la matière, à la plus subtile qui est l'âme.

Le modèle de Roger Penrose suppose huit dimensions de l'Univers : quatre sont accessibles à nos sens, quatre appartiennent à une dimension imaginaire. Dites-moi, ça ne vous rappelle rien? Si, cherchez bien!

4 Dimensions imaginaires	**4 Dimensions accessibles aux sens**
PS	Mental
PC	Emotionnel
MC	Métabolique
MS	Physique

Nous y voilà ! La modélisation de Penrose est basée sur l'action de ce qu'il nomme les twistors (de to twist = tordre), responsable de la torsion spatiale qui rend compréhensible par nos sens les éléments de la colonne de droite. Quant à la colonne de gauche, elle serait plutôt «détwistée», ou «twistée» selon d'autres lois qui nous échappent.

Et la super-corde, là-dedans, où est-elle? Au milieu. Je l'ai appelée «le miroir» ou «horizon» un peu plus tôt. Le mouvement métronomique d'un extrême à l'autre. Considérons maintenant les deux composantes Yin et Yang, femelle et mâle ou Terre/Ciel. Il y a déjà séparation en une dualité macrocosmique d'une part, microcosmique de l'autre, harmoniques entre elles. Admettons qu'elles soient aussi le résultat de la vibration d'une corde, et posons comme modèle global :

Référence Yang ----- Ciel ----- Masculin ----- Père

corde ————————————————————————

Référence Yin ----- Terre ----- Féminin ----- Mère

Puis combinons les deux modèles :

Référence Yang ----- Ciel ----- Masculin ----- Père

PS	Mental
PC	Emotionnel
MC	Métabolique
MS	Physique

Référence Yin ----- Terre ----- Féminin ----- Mère

Je ne l'ai vraiment pas fait exprès, c'est venu tout seul, mais c'est ce qu'on appelle retomber sur ses pattes, et ce n'est pas fini. J'en ai d'autres encore meilleures.

En guise de conclusion provisoire...

Donc, ici, je me retrouvai en présence, à partir d'une base apprise à l'école de Secondy et Piro et que je n'ai fait que développer, d'une **modélisation mathématique** appliquée à la physique théorique qui avait l'air de "coller" parfaitement avec une **technique pratique** et qui fait ses preuves : ça marche et ça donne des résultats.

Et c'est ainsi également qu'à peine remis de ses émotions, le forcené de la recherche tous azimuts se retrouve en possession de **deux** grilles de lecture. Je n'étais pas au bout de mes peines...

La combinaison décisive : la double lecture, ou les lettres, les mots, les phrases

...mais je débouchais enfin sur la possibilité tant recherchée, tant attendue, et qui pose tant de problèmes à beaucoup de praticiens de médecine énergétique : l'interprétation des résultats, dans les relations de cause à effet entre les troubles, et la faculté de les répercuter **en langage clair**, avec des termes pouvant être compris par tout le monde. L'"épicier" dont me parlait mon ancien pouvait enfin comprendre clairement où il en était, et qu'une douleur physique venait peut-être d'un comportement émotionnel inadapté, ou réciproquement.

Inutile d'imaginer à l'avance les développements que cette lecture procure, certains de mes élèves m'ont offert d'en parler eux-mêmes, et c'est à eux que je laisserai la parole un peu plus loin. Car, pour l'instant, reprenant l'ordre des progrès de la méthode tels que je les ai vécus, je préfère montrer comment la grille de lecture "çakras" s'interpénètre et se complète avec celle des "dimensions".

Les lettres

Les filtres peuvent être considérés comme des "lettres" qu'il faut savoir lire, les différentes grilles de lecture permettant de les combiner en mots, la combinaison des grilles elles-mêmes développe une phrase qui définit notre fonctionnement. Il existe plusieurs autres grilles qui ont leur valeur mais qu'il serait fastidieux de détailler ici, car elles ne sont que des compléments de détail, même s'ils s'avèrent bien souvent indispensables.

Les combinaisons sont bien plus intéressantes que les grilles simples que je viens de montrer : les filtres décrivant la série fréquentielle à laquelle nous avons affaire, le niveau de conscience dans lequel cette série se trouve perturbée, et à quel niveau de quel tissu se situe le foyer de blocage dont la libération va entraîner le soulagement et la reprise de circulation d'énergie normale, tous ces filtres vont être posés sur le çakra, et modifient sa signification. Un çakra tout seul ne veut pas dire grand-chose. Une série fréquentielle seule, pas davantage. Les deux ensemble se modifient mutuellement, modulent leur interprétation respective. Ici, le calcul 1 + 1 ne donne pas 2, mais 11, tant cette conjonction implique déjà de finesse d'interprétation. C'est pareil pour chaque filtre posé sur le çakra, imaginez un peu ce que peut donner la présence de cinq filtres, et toutes les combinaisons possibles, sachant qu'il en existe environ sept séries de douze ! Chacun représente un mot particulier, calculez les phrases qu'ils peuvent donner !

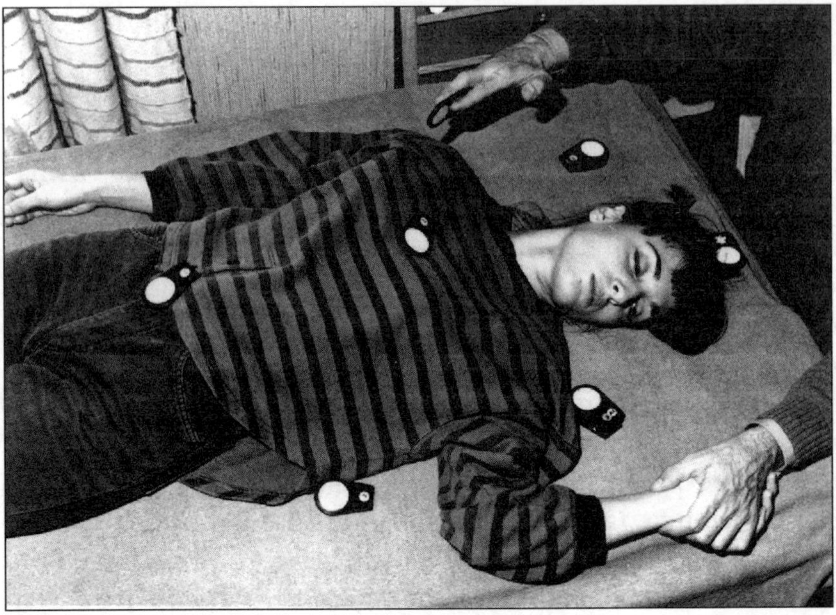

Mais comme dans toute lecture, il vaut mieux commencer progressivement afin de saisir d'abord les mots-clés puis les phrases en plus en plus subtiles qui se dégagent de toutes les combinaisons.

Exemple : troisième çakra. Premier critère : glande médullo-surrénale, productrice d'adrénaline, médiateur du stress, et pancréas endocrine qui produit l'insuline, stabilisatrice du taux de sucre dans le sang. Deuxième critère : le territoire des viscères abdominaux, leur structure, leur motricité et le bon déroulement de leurs fonctions (digestion, assimilation, excrétion). Troisième critère : gestion des émotions et des réactions irrationnelles. Quatrième critère : maîtrise des émotions dans un but d'expression juste, et non de refoulement comme le croit l'occidental moyen.

Si je dois placer un filtre de série fréquentielle sur ce çakra, je peux avoir un élément :

* de la série physique, pouvant faire soupçonner une lésion viscérale en préparation ou déjà constituée. Voir au

plus vite le médecin, seul compétent en ce domaine.

Frédéric avait toujours des problèmes de diarrhées, des douleurs attribuées jusqu'alors à son anxiété immense et permanente. Le filtre «série physique» me conduisit à l'inciter à consulter un gastro-entérologue pour un bilan complet du tube digestif. Le médecin diagnostiqua une maladie de Crohn, lésion de la partie terminale de l'intestin grêle ou iléon.

* de la série métabolique, traduisant un mauvais fonctionnement digestif ou d'une glande endocrine de ce territoire. Sophie avait des malaises, de temps à autre une fringale dévorante, des accès de mauvaise humeur durant lesquels elle aurait «bouffé tout le monde», accompagnés de maux de tête, le tout calmé par un petit en-cas prestement avalé. La série fonctionnelle métabolique sur le çakra trois permit de trouver -et de réharmoniser- un trouble pancréatique provoquant des hypo-glycémies. Sophie va mieux et a très bon caractère.

* de la série émotionnelle, dénotant ces individus introvertis, anxieux, communément appelés «nerveux rentrés», qui souffrent en silence, et sont, à la moindre émotion, ballonnés ou victimes d'un spasme douloureux du tube digestif, quand ce n'est pas d'une diarrhée ou d'une constipation.

* de la série mentale : contrôle mental excessif des émotions ou auto-stress, le cinéma mental n'ayant comme public que son producteur - réalisateur - metteur en scène lui-même. J'en profite ici pour exprimer une de mes «phrases magiques» en pareil cas : «quand on se fait de la bile dans le caillou, on finit par se faire des cailloux dans la bile». Fin de citation. Sur les zones-réflexes, le cortex préfrontal et les voies biliaires, dans deux phases différentes, sont souvent représentés par le même point. Ceci peut expliquer cela.

* d'une des séries imaginaires, qui orienteront vers l'éducation, les relations ou les patterns ancestraux la

recherche de la cause des troubles. Jacqueline avait très mal au ventre quand elle devait remettre un rapport à son chef direct. La série PS me fit indiquer une psychothérapie, au cours de laquelle elle revécut l'inspection de détail des devoirs, carnet de notes et tenue de chambrée (lit au carré, placard, etc...) par son père à chacun de ses retours : officier marinier, il était plusieurs mois en mer, et à peine débarqué, avant même d'embrasser ses enfants, il passait tout en revue, punissant sévèrement toute «bavure».

Christian avait vécu «Dallas» dans sa famille, et une combinaison des séries PS et MS sur son troisième çakra rendait compte des ballonnements monstrueux, accompagnés d'éructations acides et de gargouillis sonores dès qu'il revivait une situation analogue, même en tant que simple témoin. Cécile est une petite fille angoissée, qui ballonne également dès qu'une situation stressante se présente, ce que nous signale sa série PC : ça vient de la lignée du père, lequel, examiné, présente la même disposition, mais avec lui, la série MC, lignée de la mère. De la grand-mère à la petite-fille en passant par le père, tous les trois ont exactement le même comportement. On hérite de ce qu'on peut...

* d'une série polaire : il y a de fortes chances pour que le problème soit héréditaire, échappant certainement à notre compétence.

Lorsqu'on les rajoute, ces petits bémols changent complètement la hauteur de la note. Ca fait déjà une sacrée différence et une précision importante. En effet, si le troisième çakra, sans autre précision, nous fait naviguer dans un flou artistique peu compatible avec l'analyse fine exigée, en raison des nombreux critères significatifs, la présence du filtre série fréquentielle apporte une précision notable sur le plan de conscience atteint. Prenons à présent le processus inverse en choisissant une série fréquentielle, toujours la même, dont le filtre représentatif va moduler des çakras différents, par exemple la série émotionnelle :

* sur un premier çakra : Sandrine redoute les émo-

tions, qui la laissent épuisée, vidée, dans défense, et altèrent profondément sa résistance à des agents extérieurs. Elle est sûre d' «attraper quelque chose», et «attrape» effectivement ce qui passe à ce moment, angine, virus, et j'en passe. Frédérique est la «reine des jambes coupées» à la moindre émotion, et réagit par de l'eczéma.

* sur le deuxième çakra : Maurice perd tous ses moyens dans les relations sexuelles. Antoine, au contraire, se déchaîne et passe pour un obsédé : toute situation angoissante, stressante déclenche des pulsions incoercibles. Charlotte, qui a depuis bien longtemps transmuté en créativité le potentiel de son deuxième çakra, crée des merveilles lorsque l'émotion dépasse un certain seuil. Chacun son truc.

* sur le troisième çakra : sans commentaire. Nous l'avons déjà vu ci-dessus, inutile de le répéter.

* sur le cinquième çakra : l'émotion nous «coupe le sifflet». Mon ami Henri, homme intelligent, fin, cultivé et plein d'humour, restait cependant sans voix lorsque l'émotion s'emparait de lui. André bégayait et avait de la difficulté à respirer.

* sur le sixième çakra : ce cas est bien connu. Peut-être l'avez-vous personnellement vécu. C'est l'étudiant qui arrive à un examen oral important. Il a bûché comme un forcené, il sait tout par coeur, il ne peut, en bonne logique, que réussir. L'examinateur lui pose la question qu'il possède le mieux, qui devrait lui rapporter la note maximale, et, à ce moment, une panique viscérale le submerge, noie tout entendement, l'empêche de rassembler ses idées, il ne sait plus rien, mélange tout et bafouille lamentablement. Son intellect fonctionne sur les fréquences de l'émotion. Patatras, c'est la bulle! Il est recalé. Cas extrême retiré de l'expérience personnelle, absolument inoubliable!

* sur le troisième postérieur : une émotion peut déclencher un problème métabolique. Les cas sont connus d'ictère (jaunisse) après une forte émotion. Les ulcères gastro-

duodénaux chez les nerveux, les stressés, sont aussi connus. Jeannette a des perturbations de son cycle menstruel lorsqu'une émotion dépasse le quantum supportable.

* sur le cinquième postérieur : José se sent touché affectivement, personnellement dès qu'une émotion le percute. Ce cas est très fréquent.

* sur le sixième postérieur : Leslie, dans toute situation qui la touche à ce niveau, est victime de migraines, les idées fixes démarrent illico, son mental se déchaîne, et l'ostéopathe doit pratiquer une manipulation du crâne et des vertèbres cervicales hautes. Charmant !

Cette énumération un peu longue montre déjà tout le potentiel que recèlent ces deux lectures combinées. Le côté un peu carré et, de ce fait, incomplet d'une seule grille se trouve fortement arrondi.

Les mots

A ce stade-là, ça commence à prendre corps. Les nuances apportées par un élément du puzzle à un autre sont loin d'être négligeables, même si on peut encore ressentir une petite insatisfaction devant certaines imprécisions.

Mais nous disposons de cinq séries de filtres désignant :

1) le niveau somatique, psychique ou spirituel où «ça coince»,

2) la série fréquentielle,

3) une forme de passage appelée interplan, fréquence-charnière représentant le saut quantique, le mouvement, la phase trois entre deux séries fréquentielles successives, et qui apporte la nuance suivante : Francis était stressé. Au stade ultime de l'examen, je trouvai un cinquième çakra, série émotionnelle, interplan de MS (image de la femme ou relation à la femme). Il perdait ses moyens et bafouillait

d'émotion dès qu'il devait parler avec une femme, même dans le travail. Une thérapie en Programmation Neuro-Linguistique (PNL) a été nécessaire pour prendre ses distances avec le souvenir d'une mère Folcoche qui lui interdisait de s'exprimer.

4) un feuillet embryonnaire affecté de plusieurs niveaux désignant chacun une série de métamères. Ainsi, méso 1 désigne la tête et le cou, méso 2 les dorsales et lombaires, méso 3 sacrum et coccyx.

5) une fréquence spécifique de çakra. J'ai dit plus haut que tout çakra possède une fréquence bien à lui. Lorsqu'il est parasité, il fonctionne sur celle du parasiteur. Ce filtre va donc désigner le çakra responsable du dysfonctionnement du çakra porteur de toutes ces informations.

Et ce qui est valable, comme montré ci-dessus, pour le filtre harmonique d'une série fréquentielle l'est aussi pour toutes les catégories de filtres ! Tous, du premier au dernier, entraînent une modulation de la signification du çakra porteur, et se modulent également entre eux ! Calculez le nombre de combinaisons possibles, sachant qu'il y a environ dix filtres par catégorie... ça laisse de la marge pour lire les nuances du cas étudié, pour mettre le doigt avec précision sur le problème qui va libérer les autres, le moyen à utiliser pour cela, le levier qui doit jouer...

J'appelle ça le «complexe d'Indiana Jones» : dans ces palpitants films d'aventure avec chasse au trésor et suspense, lorsque toute la troupe est figée devant une cheminée monumentale, sachant que le passage secret est derrière, mais hésitant à la faire sauter à la dynamite. Arrive Indiana Jones (ou Tarzan, ou Zorro), qui, lui, a déchiffré le plan et appuie, d'un doigt ferme et précis, sur la moulure supérieure du coin gauche de la cheminée qui, du coup, bascule gentiment, révélant le passage secret menant au trésor...

J'aime beaucoup jouer à Indiana Jones. Je préfère de loin remonter la piste et appuyer sur le levier secret que d'essayer à toute force de faire sauter les symptômes à la dynamite.

Reprenons le cas de Francis : son cinquième çakra, porteur d'un filtre de la série émotionnelle, et de l'interplan de MS, fonctionnait avec la fréquence du cinquième postérieur, qui n'est pas du tout la même que celle du cinquième antérieur. Elle signifie «fragilité affective» ou «problème affectif non résolu». La mère sèche, autoritaire et castatrice, qui ne l'aimait ni ne le reconnaissait, évoquée tantôt, était clairement désignée par cette combinaison de filtres : Francis aurait fait n'importe quoi pour qu'elle lui dise un mot gentil, au lieu de «tais-toi imbécile !»

Ajoutons à toutes les combinaisons possibles entre ces divers éléments les renseignements apportés par les zones-réflexes, et imaginons jusqu'à quelle finesse d'interprétation nous pouvons aller. Dès lors, plus aucune nécessité de réciter la liste des mille et un symptômes, incidents, examens subis depuis le début des troubles. Tout au plus la personne examinée va-t-elle mentionner, si elle le désire, ce qui la pousse à demander un entretien. Elle s'allonge. Le praticien d'Analyse-Réinformation Cellulaire prend le pouls, place des filtres, effectue la réharmonisation, puis lui fait lecture de ce qu'il a trouvé, écoute ses observations, lui fait comprendre le lien entre ses problèmes, et la dirige vers ce qui lui convient le mieux - quand il ne peut résoudre lui-même entièrement le problème de fond.

Les phrases

Un çakra perturbe un autre çakra qui perturbe un autre çakra qui perturbe...

Tous sont porteurs de ces ensembles de mémoires interactives, représentées par tous ces filtres que nous devrons, au cours de l'examen, placer dessus. Nous remontons ainsi la piste depuis les conséquences jusqu'à l'origine première. Tant qu'un problème n'a pas été résolu, le çakra va conserver l'information. **Elle reste latente, ne s'exprime pas,** jusqu'au jour où un incident extérieur : événement qui percute l'individu, ou intérieur : baisse de forme physique ou psychique, ou extérieur et intérieur : réveil, par résonance, d'une matrice inconsciente en réponse à un stimulus, va venir la réveiller en perturbant le çakra porteur. Une fois réactivée, l'information va recréer le trouble, c'est la rechute de ce qu'on croyait guéri, oublié ou balayé, et qui n'était qu'endormi, attendant l'occasion de faire des siennes. C'est, à un autre niveau, comme le virus de l'herpès : il reste bien sage au fond des cellules, attendant l'heure de sortir sous forme de «bouton de fièvre» lorsque les défenses du corps sont mobilisées ailleurs par la grippe ou la fatigue.

- «Oui mais, alors, on ne guérit jamais ? On en est toujours au même point ?» **Non** ! J'ai souvent dû répondre à cette question. La réponse est «NON ! On n'en est pas toujours au même point !» Plus vous travaillez sur vous, plus une méthode énergétique, la mienne ou une autre, vient travailler cette information, renforcer votre résistance, et moins vous avez de risques de rechutes : il faut, pour vous déstabiliser, un événement de plus en plus fort, de plus en plus vache et percutant. Les rechutes ne veulent aucunement dire que la méthode ne tient pas la distance, qu'elle n'a qu'une action limitée dans le temps, ou que vous êtes foutu et n'en sortirez jamais. Elles veulent dire que, quelle que soit votre nouvelle force, votre résistance, le travail doit continuer, car il y aura toujours un événement assez fort pour vous déstabiliser. J'ai souvent remarqué ceci : comme un fait exprès, il y a toujours quelque chose de dérangeant qui vient percuter la personne dès qu'elle se sent mieux et prête à affronter ce qui, auparavant, la mettait plus bas que terre. Et elle résiste là où elle tombait. Si toutefois elle est tant soit peu ébranlée parce que pas tout à fait prête, il est facile de la remettre en selle.

Mais sachez ceci : à mesure que vous travaillez pour résoudre le problème lu en Analyse-Réinformation et que j'aide par voie énergétique, vous souffrez moins, les rechutes sont moins graves et plus vite résolues et, connaissant désormais le mécanisme interne, **c'est vous qui le contrôlez et le gérez** au lieu d'en être le pantin. C'est ça, la prise de conscience. Ca libère. Vous devenez **libre**.

Au fur et à mesure de notre travail en équipe, des éléments pathologiques vont disparaître. De quelle manière ?

Un événement extérieur est venu percuter une matrice inconsciente, bouleversant les fonctions d'un çakra directement ou indirectement. Les informations portées par ce çakra se réactivent et provoquent un mal-être A. Ce çakra en parasite un autre au bout d'un certain temps, si rien n'a été fait. Les informations de ce deuxième sont réactivées, provoquant un mal-être B, le deuxième va en parasiter un troisième qui porte des informations... mal-être C, etc.. etc... On peut ainsi se trouver assez rapidement avec **tous les çakras bloqués**, toutes informations pathologiques dehors et battant leur plein, avec en plus des cercles vicieux, des boucles de rétroaction qui font qu'une conséquence va réactiver la cause qui la nourrit.....

La réharmonisation de la cause va entraîner une réaction en chaîne de tous les rapports de cause à effet ainsi créés : tout va se remettre en place automatiquement, la cause ne nourrissant plus les conséquences, ces dernières vont disparaître comme elles étaient venues.

Votre travail allié au mien, en réglant définitivement certains éléments à la longue, va alléger les éventuelles récidives. Après un temps variable, vous ne présentez plus un risque de blocage de tous les çakras, mais d'un tiers, d'un quart, voire d'un seul çakra, et ça fera d'autant moins d'informations qui se réveilleront pour venir vous empoisonner l'existence.

La série de perturbations peut ainsi devenir extrêmement courte, peu gênante, et comme je vous apprends, en plus, à reconnaître ces signaux d'alarme, vous ne perdrez plus de temps.

Un cas me vient à l'esprit, car je l'ai vu récemment : Céline, jeune femme de trente-quatre ans, est porteuse de plusieurs informations pathologiques. Faiblesse des défenses par blocage de la corticosurrénale, premier çakra, lié à la mère qui a subi pendant la gestation un choc émotionnel intense - fragilité affective - impossibilité d'exprimer ses émotions, ce qui aggrave le point précédent -une tendance, généralement bien compensée, à l'inhibition sur le plan sexuel - de sérieux problèmes hormonaux en particulier ovariens - toutes choses qu'elle me confirmait à mesure que je les évoquais mais qui, la plupart du temps, restaient latentes, ne donnant que peu ou pas de troubles. Or, cette jeune femme se présente à moi, la première fois, dans un état dépressif intense accompagné d'une angoisse insurmontable. L'information qui me renseigne sur la cause déclenchante de cette décompensation se trouve sur le premier çakra (corticosurrénale, arbre urinaire, périnée, membres inférieurs, petit bassin), le filtre de la série émotionnelle suivi de l'interplan de MS fournit l'information de l'incident engrammé en cours de gestation, et peut retentir sur elle-même dans sa fonction de MS, autrement dit dans son comportement en tant que mère gestante ou éduquante. C'est le cas ici : un dernier filtre indique, dans le territoire du premier çakra un foyer ectodermique : c'est une cicatrice «toxique», c'est-à-dire un barrage à la circulation d'énergie, qui subit à cet endroit un arrêt franc et massif : il faut savoir que tout tissu jeune, à reproduction cellulaire rapide, cicatrice, embryon ou foetus, et même tumeur, peut être programmé par ce qui est vécu au moment de son développement. La fréquence perturbant le premier çakra de Céline et son territoire était celle du sixième çakra postérieur, et ceci était dû à une série de stress : drames familiaux ou moment d'un accouchement dramatique, difficile, et ma question fut : «Céline, votre dépression date-t-elle d'un accouchement?» - «Oui, depuis la naissance de mon dernier il y a deux ans.» - «Avez-vous une cicatrice au périnée?» - «Oui, d'épisiotomie, justement à cet accouchement.» Je tenais mon facteur déclenchant. Le traitement de cette cicatrice avec un émetteur fréquentiel a été spectaculaire. A la deuxième séance, le travail était fini. J'ai tout de même conseillé à Céline d'aller effectuer un travail personnel pour régler certains problèmes, ce qu'elle a fait. Ce matin, sentant que quelque chose ne tournait plus rond, elle est venue se faire examiner. Il ne restait qu'une information à se mettre sous la dent : une perturbation ovarienne sur un deuxième çakra qui présente encore quelques problèmes. Le reste est rentré dans l'ordre et ne s'est plus manifesté depuis un an au moins. Je considère n'avoir fait que démêler l'écheveau, et que c'est Céline qui s'est tirée d'affaire, peut-être même guérie - qui sait ? par son courage et son travail personnel.

La cicatrice et les mémoires qu'elle avait engrammées n'auraient rien été, en fait, si elle et le premier çakra n'étaient pas allés réveiller le reste. Les fragilités archivées dans nos mémoires ne sont pas forcément porteuses de pathologies tant qu'un fait déclenchant, une «gâchette» ne vient pas mettre le feu aux poudres. Ceci peut encore se visualiser par un schéma :

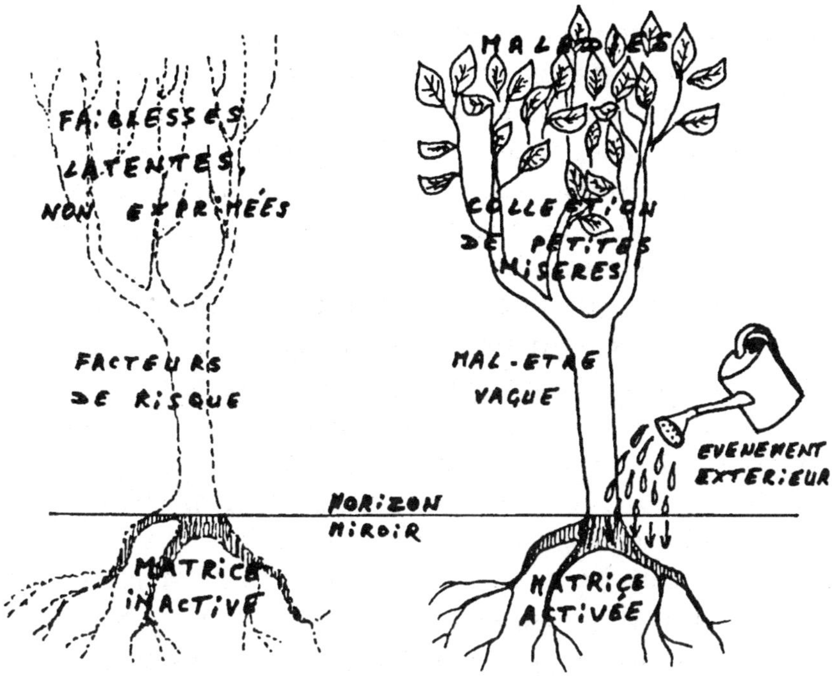

Si je réharmonise la cause, «l'arbre généalogique» des troubles redevient latent, et vous plus résistant.

Vous voyez comme vous pouvez mal fonctionner ? Et aussi, qu'une solution existe toujours ? Et que vous n'êtes pas fichu, pas du tout, bien au contraire. Je vais encore vous donner quelques exemples de souffrances diverses, afin que vous compreniez bien que tout est possible.

Perspective d'avenir

Le temps d'écrire ce que vous venez de lire, d'autres progrès sont intervenus. Les filtres sont de plus en plus perfectionnés. L'habitude nous donne l'aisance et nous permet de détecter ce qui, auparavant, nous passait par-dessus la tête. Je ne suis plus tout seul : mes élèves sont passionnés et ont pris goût à travailler avec moi, à échanger idées et astuces. Les séances d'Analyse-Réinformation, tout en étant plus courtes, donnent des informations de plus en plus profondes et précises, avec une clarté d'interprétation jamais atteinte.

Mais les bases restent les mêmes. Ce que je viens d'exposer garde toute sa valeur. C'est notre lecture qui a évolué, et évoluera encore et toujours.

Le corps énergétique : une magnifique passerelle

En regardant le Principe, on ne le voit pas, car il est non visible.
Lao-Tseu

Parmi tous les apports valables, toutes les pièces maîtresses de la technique, il en est une qui peut sembler au profane ou à l'incrédule professionnel la plus mystico-éthérée de toutes : le corps énergétique. Il est une grande dame qui en a merveilleusement parlé dans ses ouvrages : le Docteur Janine Fontaine. Ses ouvrages sont à lire absolument.

Seulement, toutes ces méthodes "nouvelles" consistant à développer une sensibilité de palpation de l'énergie sont réservées à des personnes aux perceptions hyperdéveloppées. Leur apprentissage est difficile et les retours de bâton sévères : il n'est, pour s'en persuader, que de voir dans quel état nous trouvons d'authentiques guérisseurs qui ont, pendant maintes années, travaillé à mains nues.

Alors qu'avec des filtres et une bonne prise de pouls, la chose devient facile et sans danger. Après tout, si j'ai passé autant de temps à pousser aussi loin cette méthode, c'est bien parce que je désire en faire profiter ceux qui ont de la bonne volonté mais aucun don particulier.

Ce mythique corps énergétique n'est pas si ésotéricodélirant que ça. Je m'amuse beaucoup, en démonstration publique, à le faire - si j'ose dire - toucher du doigt au premier participant venu. J'y reviendrai plus loin, car ce genre de gag spectaculaire fait partie des petites rigolades dont je m'octroie le droit, pour le plaisir de voir les mines médusées des participants.

Partie invisible, subtile de l'homme, aura, corps de lumière qui nous entoure et dans lequel baigne notre matière, les qualificatifs ne manquent pas pour le désigner.

La Tradition le divise en sept parties, en comptant le corps physique, le plus grossier, les autres, de plus en plus subtils jusqu'au corps atmique, échappant progressivement à nos perceptions. En fait, trois seraient à notre portée : le corps physique, sans problème, correspond à nos cinq sens. Le corps dit astral ou émotionnel, le corps mental peuvent être perçus plus ou moins grâce à des artéfacts techniques. Plus loin, ils nous sont inaccessibles, comme si une frontière, un rideau, un horizon nous les cachaient.

Partant tous de l'axe de l'Etre, s'étendant de plus en plus dans l'Espace au prorata de leur subtilité, ces corps successifs sont décrits par toutes les traditions du monde. Chacun se place sur un plan de conscience différent, dont la description complète sortirait trop du cadre technique que je présente ici. La littérature ne manquant pas à ce sujet, je préfère vous engager à vous y reporter. Dans le domaine, plus restreint, de ses pathologies accessibles à nos sens, pour les chanceux possédant la finesse de perception nécessaire, ou à nos instruments de travail, lire les excellents livres du Docteur Janine Fontaine (1), qui les connaît mieux que quiconque.

Je préfère résumer succinctement leurs diverses pathologies :

* décalage par rapport au corps physique : latéralisation, angulation plus ou moins prononcée ou «désaxée»,

---

(1) Dr Janine Fontaine : «Médecin des Trois Corps» (Ed. Robert Laffont)

inversion, que je schématise ci-dessous, toutes les combinaisons étant possibles :

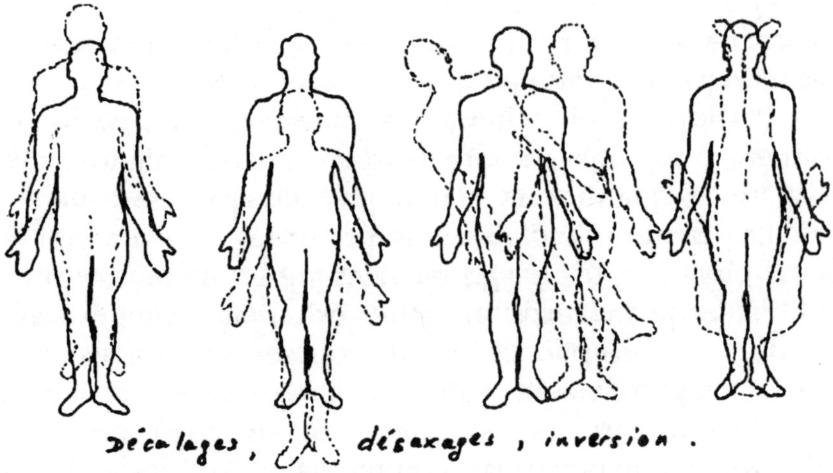

* déformations diverses, dues à «l'inclusion» d'énergies parasites, étrangères à leurs harmoniques propres - dues aussi à des réactions de leur champ morphogénétique.

* déchirures, lieux de fuites ou entrées d'énergie pouvant provoquer de graves pathologies.

Ce qu'il faut savoir, c'est que ce corps plus subtil est pris en compte dans l'Analyse-Réinformation Cellulaire, et que les informations qu'il apporte à l'observateur, même si elles paraissent accessoires ici en raison de la brièveté de mon discours, sont, en fait, très importantes : il apporte de précieux renseignements dans beaucoup de domaines. Si je préfère ne pas me lancer dans sa description, c'est pour les raisons suivantes :

1) Même un chapitre entier ne pourrait épuiser le sujet.

2) D'autres en ont déjà parlé mieux que je ne saurais le faire.

3) Lorsque tous les filtres nécessaires ont été posés, tout se réharmonise, se remet en juste place dans l'énergie du

corps, de tous les corps. La réharmonisation effectuée, le corps d'énergie est centré, en place, «blessures» fermées.

Il n'en demeure pas moins qu'il apporte des informations précieuses, et que la détection de ses anomalies peut se faire facilement dans le cadre plus général de la méthode, et que parler d'énergétique sans, au moins, le mentionner, revient à être fondamentalement incomplet. Il est important, car un modèle de physique théorique rend compte de son existence nécessaire, et de sa fonction de stockage d'informations : il semble correspondre très étroitement, par divers recoupements et similitudes, aux séries fréquentielles de l'imaginaire, à l'inconscient, à la Conscience. Au-delà de la réalité tronquée accessible à notre matière, il est en relation directe avec la Réalité Universelle.

Prenons un biais pour décrire certaines des possibilités qu'il nous apporte, et voyons avant toute chose comment la physique peut nous faire comprendre son existence et l'apport considérable que nous lui devons en pratique.

Encore une fois, nous allons devoir passer par la section maths-physique de notre petit pool de connaissances. La simplification en ce domaine est plus qu'ardue, en ce qu'elle risque de trop schématiser et même de choquer, par son incomplétude, ce qui ont un certain niveau de connaissances en ce domaine. Pardon à eux : je me dois d'être compréhensible pour les autres.

Ces modèles offrent des tentatives d'explication de l'univers. Ils peuvent s'appliquer dans mon domaine et sont bien commodes. Je citerai simplement, dans mon éternel souci de réserve, Hubert Reeves : «Je me méfie de la cohérence des pensées globalisantes et de la logique des «systèmes du monde».»

Le modèle de Jean Charon

L'interphase ou phase 3 n'est pas représentée par un troisième type de matière. Elle n'existe pas, ou plutôt si, elle existe! Sans elle, les phases 1 et 2 seraient complètement mélangées, elle est donc indispensable, simplement, elle est hors de tout temps et de tout espace, au-delà de nos possibilités de perception.

Les modèles relativistes rendent bien compte de cette vision de la nature. La formule d'Einstein E = mc2 signifie que la masse d'un objet croît proportion-nellement à son énergie. Il s'ensuit une relation exponentielle matière / énergie, dont le résultat est que la matrice de notre continuum trivial ne saurait exister qu'à des vitesses inférieures à celle de la lumière. Et de l'autre côté du miroir, que peut-il bien se passer ? Les chercheurs supposent là l'existence de particules nommées tachyons qui, théoriquement, ne pourraient exister qu'à des vitesses supra-luminiques. La loi inverse, en somme.

Les astrophysiciens nomment «horizon» la limite au-delà de laquelle aucun photon ne peut échapper à l'incommensurable attraction gravitationnelle d'un trou noir. A partir de cette limite, ni la relativité, ni la mécanique quantique ne peuvent expliquer ce qui peut se passer. Forcément : nous sommes de l'autre côté du miroir, interphase ou tout s'inverse. Posons donc une amorce de schéma :

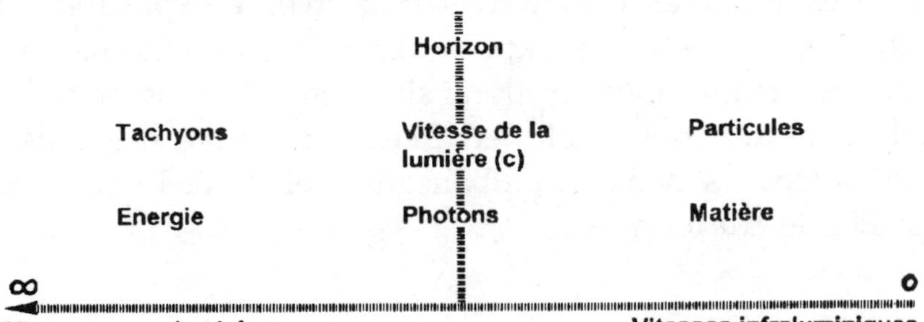

Si l'on plonge au coeur de la matière, on s'aperçoit qu'elle est composée, aussi loin que l'on puisse explorer pour l'instant de petites «briques» fondamentales (quarks), dont tout le comportement tend à indiquer qu'elles sont elles-mêmes composées de phénomènes vibratoires qui, au lieu de s'étendre à tout l'espace, sont comprimés dans un champ restreint, une courbure de l'espace très accentuée. Ceci revient à dire que la matière elle-même est composée d'énergie. Que ce soit en physique relativiste ou quantique, nous ne pouvons qu'aboutir aux mêmes conclusions. Notamment, Jean Charon postule l'existence, dans une sorte d'anti-continuum parallèle au nôtre, de l'autre côté d'un "horizon", d'un "miroir", l'existence d'une "onde psi" qu'il a baptisée "éon", et qui serait dépositaire d'absolument toute la mémoire de tout ce que la particule rencontre au cours de ses pérégrinations à travers l'univers depuis sa création.

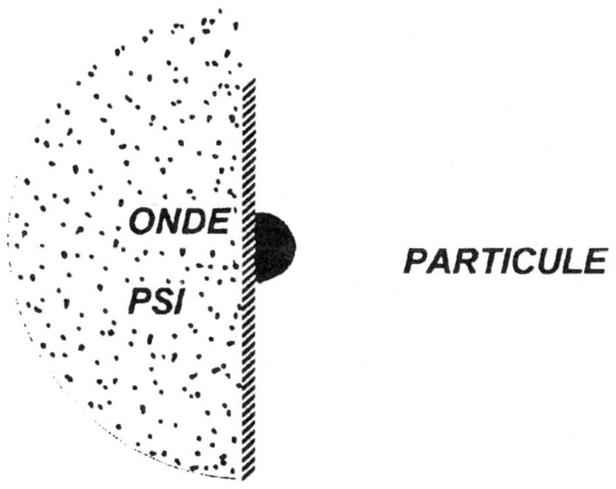

Lorsqu'elle est associée à d'autres, il est logique de penser que, tout en gardant sa mémoire "personnelle", elle va la communiquer aux autres et s'enrichir elle-même de la leur, de l' "expérience" de toutes les autres ondes psi.

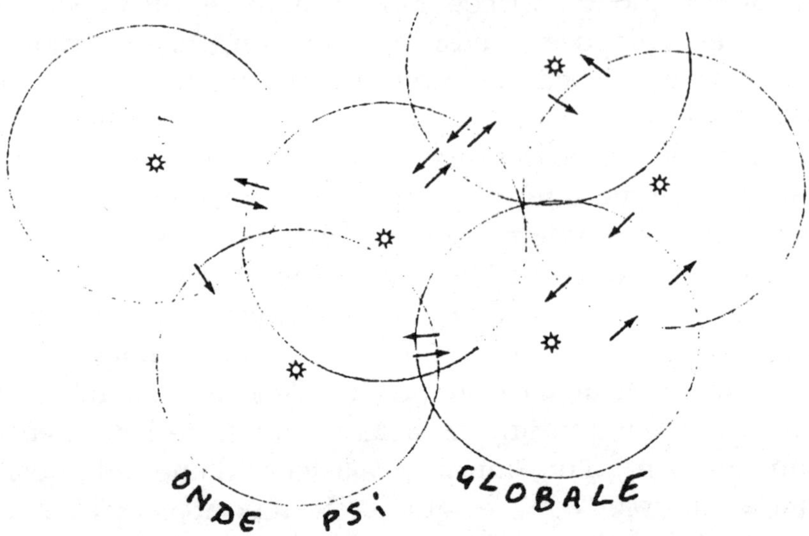

Ici, une image ne peut que me frapper : savez-vous au juste de combien de ces particules ponctuelles un Etre Humain est composé ? Non ? moi non plus, ça me dépasse. Quelques milliards de milliards ? Davantage ? Il est hallucinant d'imaginer de combien de mémoires nous sommes tous dépositaires, combien d'informations de toutes sortes coexistent en nous sans que nous nous en rendions compte. Les ondes psi vont se mélanger et former une globalité à laquelle toutes les informations s'étendent. Cette collection de particules - et Dieu sait combien -, possède une onde psi globale à la dimension humaine, réceptacle de toutes les mémoires antérieures à sa constitution ainsi que de celles qui sont imputables aux éléments marquants de sa vie. Il s'agit tout simplement de ce corps énergétique décrit par Janine Fontaine, et dont certaines parties nous sont accessibles : directement, grâce à des perceptions développées, ou indirectement, grâce à des instruments ou artefacts dans le genre de mes filtres.

Donc, le schéma peut se redessiner ainsi, avec, cette fois, à la place de la particule, un petit bonhomme et son onde psi :

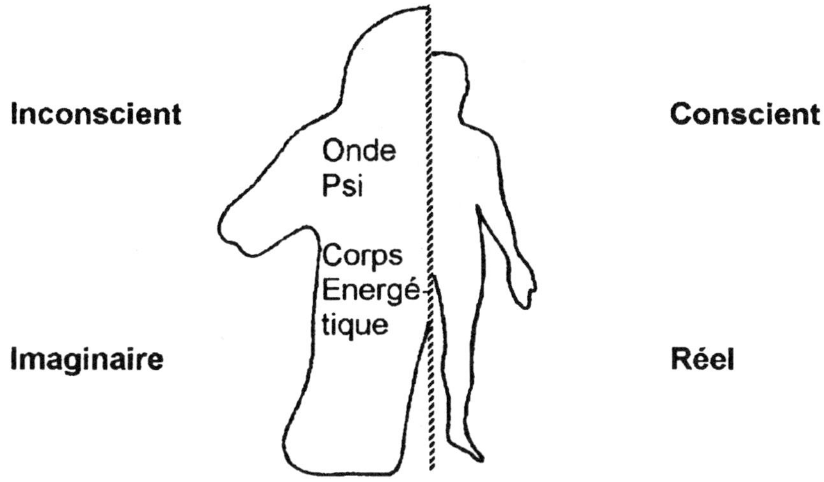

L'horizon des physiciens devient alors le miroir séparant notre conscient de nos inconscients, l'interphase atemporelle et alocale. Jean Charon nomme Réel et Imaginaire ces deux réalités. Je leur préfère l'appellation de Réel Trivial et Réel Imaginaire, car l'imaginaire module profondément nos comportements, et je crois qu'il est bon d'insister, justement, sur son côté bien réel.

Donc, d'un côté, un univers solide, matériel, palpable, et, de l'autre côté, un anti-univers, réservoir d'informations, d'archives, mémoire qui "expédie" au trivial des éléments qui l'influencent. Les deux, en rapport constant avec la phase trois doivent à tout instant s'harmoniser, s'aligner l'un sur l'autre.

Je propose ci-dessous un survol de tout ce qui peut être dit, dans tous les domaines dont peut rendre compte ce modèle, de ce que recouvrent ces deux Réels :

Réel Imaginaire Phase 2	**Horizon Interphase Phase 3**	**Réel Trivial Phase 1**
Energie		Matière
Impondérable-indirectement perceptible		Mesurable-Pondérable-Quantifiable
Antimonde / Antimatière		Monde / Matière
Espace variable - Temps constant		Temps variable - Espace constant
Eon, onde psi		Particule
Métaphysique		Physique
Conscience	**Sapience**	**Science**
Connaissance	**Co-Naissance**	**Savoir**
Cerveau droit		Cerveau gauche
Monde des symboles		Monde des concepts
Monde manifesté		Monde de la manifestation
Information		Action
Modulation	**Miroir**	Réalisation
Inconscient	**Réalisation**	Conscient
Irrationnel	**de l'Etre**	Rationnel
Flash intuitif		Raisonnement inductif
Mémoires	**Interface**	Exploitation
Coulisses	**Rideau**	Scène
Instrumentiste	**Musique**	Instrument
Cordes	**Table d'Harmonie**	Clavier

Essai de synthèse

Il serait long de présenter tous les modèles qui convergent vers cette idée de deux univers coexistant et échangeant des informations à travers une interphase.. Au fond, malgré des divergences apparentes, ils sont tous tendus vers la même vérité qui les englobe tous. Toutes les approches sont valables, représentant les différentes facettes d'une Réalité plus vaste.

Les équations des différents modèles physiques nous montrent qu'aucune matière ne peut exister au-delà de la vitesse de la lumière, qui constitue une limite absolue. Cependant, on suppose actuellement l'existence du tachyon, particule qui théoriquement, ne peut exister qu'à des vitesses supérieures. Il existerait donc un espace-temps différent, inverse du nôtre, ou plutôt un temps-espace :

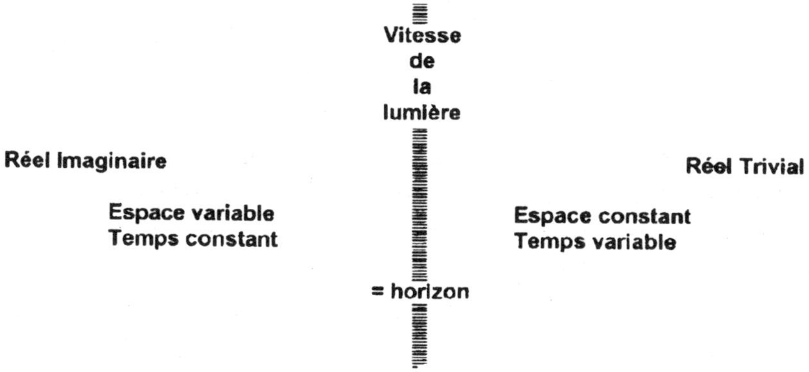

Cette frontière, cet horizon représente une interphase entre :

* une phase 1, ou espace-temps positif contenant notre monde physique : matière et phénomènes vibratoires mesurables par une instrumentation.

* une phase 2, ou espace-temps négatif, recelant une «matière» et des vibrations hors de notre champ de perception, au-delà de notre détection instrumentale.

D'autres modèles proposent plutôt le diagramme suivant, à mon sens plus satisfaisant :

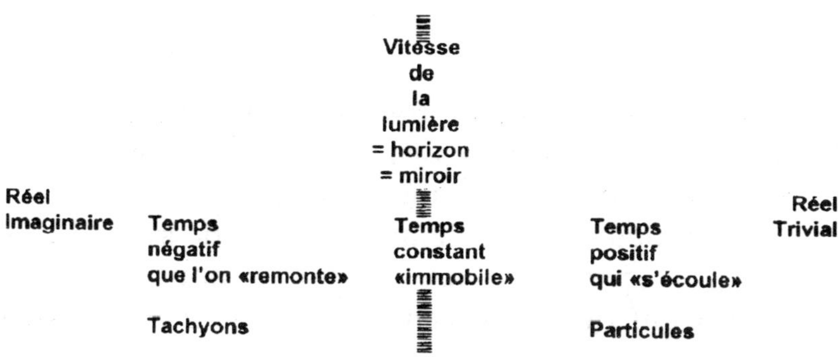

Il y aurait donc des particules «remontant le temps», les tachyons, qui expliqueraient notamment le caractère instantané de la pêche aux informations effectuée lorsque nous faisons appel à nos mémoires que nous matérialisons par nos réactions et nos réalisations dès lors qu'elles passent de l'autre côté du miroir, et cette rapidité de remontée de la ligne du temps lorsque nous recherchons un souvenir de notre passé. Y a-t-il relation étroite entre cette théorie physique et les réponses instantanées de nos comportements ou n'est-ce qu'un simple parallèle permettant une description plus imagée ? Corrélation ou coïncidence ?

De l'autre côté du miroir, dans l'espace-temps négatif, des champs d'énergie stockent l'information de tout ce qu'a rencontré, connu, éprouvé la particule, seule ou alliée à d'autres dans un ensemble l'englobant, le champ d'énergie se globalisant pour échanger toutes les mémoires de tous ses éléments de base. Collection de particules, nous suivons le même processus, et ne pouvons que fonctionner de manière identique à celle de nos composants.

	Miroir	
Champs d'énergie		Champs de matière
Mémoires		Réalisation
Stock d'informations		Modulation du comportement
Onde psi et tachyons		Quarks et leptons
Corps énergétique		Corps physique
Inconscient		Conscient
Métaphysique		Physique

Ce qui est remarquable, c'est que la physique ne peut, dès lors, exister sans la métaphysique : méta, en grec, signifie «avec». Elles deviennent inséparables.

Cette frappante ressemblance entre cette synthèse des modèles physiques et ce qui se passe en nous m'incite à tenter un essai de modélisation tenant compte de deux domaines :

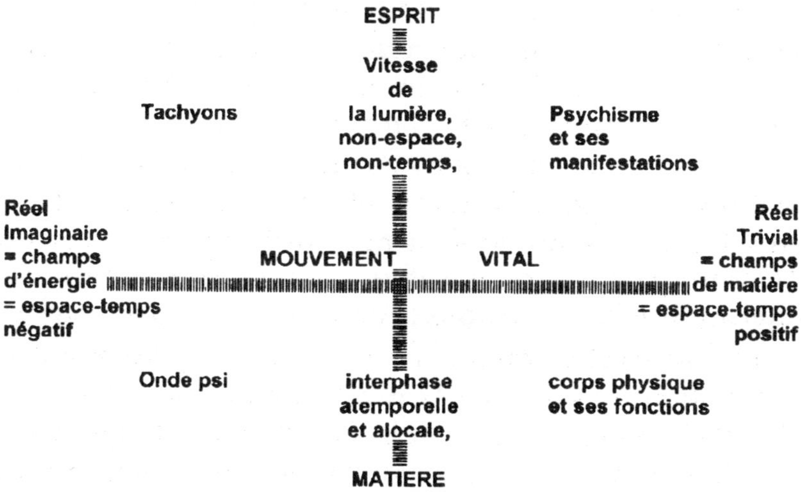

Il vaut ce qu'il vaut, et il est certain que dans quelque temps je l'aurai fait évoluer, c'est bien naturel, le Mouvement c'est la Vie. Tous ces modèles sont perfectibles. Suite au prochain numéro.

Je ne peux que citer ici Ludwig Wittgenstein : «La solution de l'énigme de la vie dans l'espace et le temps se trouve hors de l'espace et du temps».

Le modèle de Régis Dutheil (1)

Ce qui me transporte de joie, c'est que le cursus de cet auteur rejoint le mien : physique et médecine, et que notre curiosité semble être la même. Je ne suis plus tout seul ! Bienvenue dans la galère !

Des antiélectrons remontant le temps, des effets qui précèdent les causes, des particules possédant simultanément un grand nombre d'états possibles, en somme, un espace-temps bousculé, des particules à la fois ondes et corpuscules...

---

(1) *L'Homme superlumineux* – Régis Dutheil – Ed. Sand. A lire absolument !

Dutheil a déduit mathématiquement une relativité valable dans un «univers supralumineux» qui ressemble bigrement au Réel Imaginaire. Il est complémentaire et symétrique au nôtre, et le temps n'existe plus, car le déplacement vers le passé, le présent ou le futur y est instantané. Plongez en vous et souvenez-vous : n'avez-vous jamais constaté, en partant de l'autre côté du miroir, dans votre intérieur, vos souvenirs, que les images viennent sans aucune difficulté, que vous revivez les situations, comme si c'était hier. Combien de fois avez-vous eu des pressentiments, des prémonitions de ce qui allait arriver ? Lorsqu'un événement extérieur donne le La, provoquant le coup du diapason, faisant vibrer une matrice engrammée en vous, combien de temps mettez-vous pour fournir une réponse dûment modulée par cette empreinte ? C'est instantané.

Cet espace-temps superlumineux est constitué de toutes les informations de la conscience collective de l'humanité, à laquelle nous sommes rattachés. Son existence peut expliquer tous ces phénomènes paranormaux, irrationnels, si longtemps méprisés par la science moderne, alors qu'une Tradition millénaire les décrit depuis tant d'années.

L'existence d'un champ électromagnétique entourant le corps, qui se modifie avant l'apparition de tout symptôme clinique, rejoint la notion d'onde psi ou éon, du corps énergétique, de ces corps décrits par la tradition et qui sont le lien, par sauts quantiques successifs, avec notre Conscience, l'Etre Lumineux tout autour de nous, dans nos couches les plus éloignées du corps physique et qui, par le mystérieux retour dû à la torsion de l'espace «twisté», sont ce qui émerge du centre de notre Etre.

J'ai une tendresse pour le concept de Dutheil, dont je n'ai eu écho que fort récemment : il ne peut que me parler, tant il rejoint le mien. Au fond, une fois de plus, nous arrivons tous aux mêmes conclusions, à la même modélisation, et ce, quelle que soit la voie de départ. La théorie mathématique in vitro et la pratique quotidienne in vivo se rejoignent, se complètent et se renforcent. J'ai souvent remarqué, dans de nombreux domaines et non seulement le mien, cette extraordinaire convergence entre des auteurs, chercheurs ou trouveurs qui ne se connaissent ni d'Eve ni d'Adam, n'ont jamais entendu parler les uns des autres,et ont en même temps, sinon la même idée, du moins des intuitions analogues.

Ce doit être contagieux. Mais c'est merveilleux, dans les moments de doute, de voir qu'on n'est pas tout seul, et que d'autres confirment nos idées.

Les piliers parallèles

La vraie Physique est celle qui parviendra, quelque jour, à intégrer l'Homme total dans une représentation cohérente du monde.
Pierre Teilhard de Chardin

Pardon. Mon explication un peu longue est due à l'enthousiasme. C'est tellement excitant de disposer d'éléments issus de sciences exactes pour expliquer ce qui, jusqu'à présent, relevait d'après certains du domaine de la joyeuse fantaisie, que j'ai tendance à m'étaler.

Mais ces modélisations de physique théorique me tiennent à coeur : non seulement elles donnent, même si je ne les détaille pas, une bonne explication du corps énergétique et de ses caractéristiques, mais elles recoupent aussi tout ce que je vous ai dit sur les dimensions du Réel : physique, métabolisme, émotions et mental, et de l'imaginaire : les matrices gravées dans nos inconscients, nos apprentissages personnels et les vieilles marques parentales, "cicatrices de l'âme", tabous...

Cette mise en parallèle de ces deux "piliers" de la méthode n'est pas innocente. Elle vient confirmer ce que j'ai appris dans des traditions plus ésotériques sur les archives akashiques : il m'a été enseigné que nous sommes animés par deux types d'énergie : le prana, "souffle vital", et l'akasha, "souffle spirituel". Si le premier anime nos fonctions corporelles et mentales, le deuxième est le lieu de stockage de toutes les informations sur l'univers, ce que nous avons été et ce que nous sommes ici et maintenant. Donc, en termes plus occidentaux, nos inconscients.

Ceci est une affirmation sans l'être : j'ai encore beaucoup trop de choses à apprendre pour me permettre d'être catégorique. Mais, dans l'état actuel de mes connaissances et surtout de mes constatations en pratique quotidienne, confirmées par les observations des équipes d'anciens élèves qui me servent de garde-fou contre le délire ésotérique, plus j'avance, plus j'observe, et plus ce travail sur le corps énergétique prend une importance capitale. Dépositaire de nos mémoires, il explique beaucoup de nos réactions, également beaucoup de récidives de pathologies pourtant déjà traitées à maintes reprises.

J'en reparle un peu plus loin, car c'est après le développement des "petits outils" qui ont "bourgeonné" de la méthode globale d'Analyse-Réinformation Cellulaire que j'ai eu quelques surprises qui m'ont fait réfléchir.

Chapitre 3

ADAGIO

Tous les dragons de notre vie sont peut-être des princes qui attendent de nous voir beaux et courageux. Toutes les choses terrifiantes ne sont peut-être que des choses sans secours qui attendent que nous les secourions.
Rainer Maria Rilke

Mes cellules se souviennent...

Ce qui est vrai pour l'Etre Humain autant que pour la particule suit la loi de l'Hologramme : c'est vrai à tous les étages, vrai à toutes les échelles.

C'est vrai pour la cellule elle-même..

Nos cellules, comme nous, comme les particules qui nous composent, conservent la mémoire de tout ce qu'elles ont vécu. Les gamètes eux-mêmes, spermatozoïde et ovule, emportent en eux cette mémoire totale, et l'être conçu par leur fusion la possède en lui. Partant de cette idée, rien d'étonnant alors que nous "héritions" des mémoires de nos parents, développant des blocages inexpliqués dans nos comportements, "comme papa", ou "comme mémé", manifestant des peurs irrationnelles issues d'un traumatisme violent survenu, bien avant notre naissance, à un de nos ancêtres, trimballant des tabous par rapport à certains éléments de la vie quotidienne qui nous empêchent de la vivre en douceur et d'en profiter vraiment.

Il faut des années pour arriver à en prendre conscience, et encore ne sont-elles pas toujours balayées.

Lorsque ce genre de conflit survient, nous souffrons. Que ça se manifeste sur le plan physique ou psychique, un certain nombre de tiraillements douloureux nous empoisonnent l'existence. L'événement, neutre par définition, puisqu'il est le même pour tout le monde, va affecter différemment les individus en fonction de modèles réactionnels (ou "patterns"). Chacun va soit passer à travers en s'adaptant au mieux aux circonstances, soit se débrouiller et s'en sortir, mais en y laissant des plumes, soit entrer en blocage et en souffrir.

Au niveau cellulaire, même genre de combat. Une cellule qui porte, engrammée dans ses archives, une information incompatible avec les événements subis, souffre et peut entrer en blocage. Si le conflit est bref, elle s'en remettra. Si le conflit est bref et violent, elle peut se bloquer, tout comme une personne. Si le conflit, sans même être violent, dure trop longtemps, le résultat est le même. Or, voyez comme un être peut parfois, à la suite d'un gros choc ou après avoir subi longtemps une situation intenable, se dégrader.

Pensez-vous que ce puisse être différent pour une cellule qui, à une autre échelle et dans un autre mode de fonctionnement, est un Etre Vivant à part entière?

Je ne le crois pas. Et, de même qu'une personne, passé un certain degré d'insoutenable, peut soit se révolter soit s'auto détruire, une cellule peut en faire autant. Ceci pourrait-il, en parallèle avec toutes les nombreuses découvertes de la biologie, donner des explications de la genèse des cancers ? ou des destructions cellulaires constatées dans certaines maladies ?

Pourquoi pas ? Deux cas me font penser à ça : Marguerite, trente et un ans, et Yvette, trente huit ans.

Marguerite est atteinte d'aplasie médullaire, ce qui

veut dire que sa moelle osseuse «meurt» peu à peu, et fabrique de ce fait de moins en moins de globules rouges, d'où déficit du transport d'oxygène et donc asphyxie, de globules blancs polynucléaires, d'où déficit de certaines défenses, de plaquettes, agents de la coagulation, d'où tendance aux hémorragies.

Yvette est atteinte de sclérose en plaques, qui est une destruction désordonnée des tissus nerveux, et paralyse peu à peu l'individu. A terme, on en meurt.

Deux diagnostics médicaux différents. Deux atteintes organiques sans aucun rapport entre elles. Le risque vital à terme est le seul point qui pourrait les rapprocher. Et pourtant...

...pourtant l'analyse énergétique montre le même déroulement à partir des mêmes causes. Je vous ai dit, il y a peu, que des causes absolument identiques pouvaient déboucher sur un mal-être absolument différent car fonction de faiblesses individuelles qui ne sont pas du tout les mêmes d'un être à l'autre. A plus forte raison la maladie, étape terminale d'une accumulation de mal-être non résolu, risque-t-elle de revêtir une forme totalement divergente selon les individus et leurs prédispositions héréditaires.

Le schéma détaillé des analyses énergétiques de Marguerite et Yvette ne présente, ici, aucune espèce d'intérêt. Il ressemblerait, pour vous non- professionnels, à une fastidieuse répétition de choses déjà vues, avec des çakras, des séries et des inter-plans dont vous n'avez que faire. Par contre, ce qui est intéressant, c'est le processus de base niché au plus profond des inconscients.

Nous avons à faire ici à un conflit majeur. Les deux dernières séries fréquentielles, traduisant donc la cause profonde du problème, se placent sur le deuxième çakra. Chez ces deux femmes, l'avant-dernier plan est la série émotionnelle, inter-plan PC = patterns de la lignée du père, ce qui signifie qu'elles ont hérité de ce côté d'un fort tempérament sexuel, dont elles usent au demeurant sans complexe aucun. Le dernier plan, sur le même deuxième çakra, comporte la série mentale et inter-plan de MC = patterns de la lignée de la mère : l'héritage est ici un tabou, encore plus ancré que l'autre pattern, provenant de très forts interdits sur de nombreuses générations en matière sexuelle.

Il faut savoir que si un interdit est fait, à mon sens, pour être transgressé, il est très dangereux d'en faire autant sans une longue préparation, par un travail personnel en profondeur, pour un tabou. Celui-ci, par la matrice gravée dans l'inconscient, fait désormais pratiquement partie de la structure des cellules, et ne pourra être déprogrammé : le travail personnel et énergétique consistera à mettre un surprogramme pour le neutraliser.

En attendant, en agissant à l'encontre du tabou, deux phénomènes se rencontrent et se potentialisent : attaquez la structure de vos cellules, tiraillez-leur le mental entre deux informations contradictoires, vous les rendez folles et elles vont avoir tendance à faire n'importe quoi, se multiplier anarchiquement ou se suicider. Pardonnez-moi cette image anthropomorphique, vous verrez qu'elle se justifie parfaitement. Le deuxième phénomène peut se représenter de manière à peu près identique au niveau de la tenue du tissu spatiotemporel de l'être : tiraillé entre les tendances PC et MC, la structure se «déchire» dans l'Imaginaire. Si la «déchirure» va jusqu'au Réel, il faut s'attendre à une intrusion, dans des éléments de celui-ci, de lois étrangères à notre continuum.

D'où le résultat catastrophique : deux phénomènes identiques, l'un au niveau cellulaire, l'autre à celui de l'être tout entier, vont se conjuguer pour donner des pathologies, diverses selon les cas, en surface. Mais tout peut se ramener en fait à trois termes qui résument tout le processus :

* culpabilisation inconsciente
* autopunition
* autodestruction

C'est le processus que j'ai pu constater dans toutes les

maladies auto immunes, dans lesquelles l'être s'immunise contre ses propres tissus et donc les détruit, comme s'ils lui étaient tout d'un coup devenus étrangers. Le fait qu'il existe probablement des gènes, donc un programme héréditaire, de ce genre de maladies, ne change rien à l'argument : un programme ne s'exprime que s'il est activé. Sinon, comment expliquer que, parmi les personnes d'une lignée porteuse du gène, seules quelques-unes soient atteintes ? Et que la pathologie qui lui est due attende souvent un âge avancé pour se déclencher ?

Marguerite et Yvette ont eu toutes les deux un excellent résultat. Marguerite le maintient par un travail intense d'auto prise en charge, de remise en question profonde grâce aux techniques de psychosynthèse pratiquées assidûment. Je la surveille étroitement, car elle peut récidiver à tout moment. Je l'aiderai de la même manière, sans aucun problème. Mais, à mesure que sa structuration intérieure se parachève, elle court de moins en moins ce risque. Elle a déjà évité la greffe de moelle osseuse et la tente à oxygène en chambre stérile qui étaient programmées lorsqu'elle m'a appelé au secours.

Merci, Marguerite, pour la découverte et l'immense joie que tu m'as apportées. Je t'ai aidée, tu es en train de te guérir. C'est bien ainsi.

Yvette a refusé, sous des prétextes divers, d'entreprendre le même travail ingrat mais payant que Marguerite. Ce n'est pas facile du tout, même si on risque la mort, d'aller plonger le nez au fond de son intérieur, avec tout le crassier qu'il contient chez nous tous tant que nous sommes : l'abandon de vieux schémas comportementaux est une mort, une douleur, une peur de l'inconnu, de la renaissance qui doit s'ensuivre, et je peux parfaitement comprendre qu'on recule devant cette souffrance intense. Nous l'avons tous fait à un moment ou l'autre. J'espère qu'elle se décidera, vite ! Car dans l'état actuel des choses, je ne peux que la maintenir, au coup par coup, de récidive en rémission, jusqu'au jour où j'arriverai trop tard.

Ce qu'il faut retenir de toutes ces corrélations, c'est qu'il n'y a rien d'étonnant à ce que je parle de mémoires cellulaires, car, en fait, à l'instar de Jean Charon, je devrais parler de mémoires éoniques. En référence à ces ondes psi qui sont parties intégrantes de nos cellules, dans un monde immatériel où elles s'interpénètrent toutes, conservant jusqu'à nos archives les plus lointaines.

C'est à ce point du cheminement, lorsque j'eus réussi à enfin tout mettre en ordre cohérent, que je revins par force à des notions de psychologie qui semblaient parfaitement coller avec ces modélisations convergentes, et qui trouvèrent une application fondamentalement compatible avec l'instrumentation technique, confirmée par des cas concrets, car, je tiens à le répéter, seule l'application pratique avec résultat à la clé peut compter pour moi, hors de toute théorie fumeuse.

Les cicatrices de l'âme

Arrivera-t-il à la surface de ma claire conscience, ce souvenir : l'instant ancien que l'attraction d'un instant identique est venu de si loin solliciter, émouvoir, soulever tout au fond de moi ?
Marcel Proust

Le modèle est beaucoup moins mathématique, et pour cause : la psychologie nous propose une notion que j'ai déjà effleurée : celle des matrices. Elles rejoignent complètement la notion de mémoire éonique. Dis-toi que quoi que tu fasses. quelle que soit ta faculté d'oubli, tu te souviens de tout, tout ce que tu as vécu, tout ce que tu as rencontré dans ta vie, et qui a atteint un niveau d'excitation suffisant pour s'imprimer à jamais dans ton corps énergétique, dans tes archives, dans ta Mémoire. A l'instar de l'onde psi de la particule, et ceci selon la loi de l'hologramme, ton onde psi à toi particule humaine contient, imprimés jusqu'à la fin de tes jours, tous les souvenirs, tous les incidents, tout ce qui a pu te marquer d'une manière ou d'une autre peu ou prou. C'est ici que cette loi holographique fait se rejoindre l'infiniment petit et l'être humain que nous sommes dans leur comportement analogue. Une matrice est un peu comme une inscription gravée au burin dans du granit : elle y est gravée une fois pour toutes. Le temps la rendra peut-être moins évidente, plus émoussée, peut-être faudra-t-il des artifices pour la faire apparaître avec netteté, mais quoique l'on fasse, à moins d'altérer son support avec un ciseau et burin, on ne pourra absolument pas l'effacer.

Encore faut-il visualiser la manière dont on peut graver quelque chose dans la pierre la plus dure : un grand coup brutal laissera sa marque aussi bien qu'une série de petits coups patients suffisamment répétés pour graver l'inscription. De même, dans la mémoire, les matrices peuvent être créées par un événement brutal qui grave d'un coup les souvenirs, ou par une série d'événements répétitifs, anodins mais fréquents, une "atmosphère" qui vient sans relâche imprégner la personne. Elle va par la suite, face à un événement analogue, entrer en résonance et influencer la réponse par un véritable réflexe conditionné. Regardez à titre d'exemple, comme il peut nous arriver de réagir à un simple mot, une odeur, un spectacle dont la teneur ne justifie en aucune manière notre réponse, inadaptée ou démesurée par rapport au stimulus : c'est qu'il est venu titiller quelque chose en nous qui fait mal.

Il y a plusieurs catégories, ou plus exactement, plusieurs époques de matrices : avant, autour et après la naissance. Pourquoi prendre pour référence ce moment si particulier? Parce que c'est Stanislaw Grof, qui, le premier, a utilisé ce terme, en étudiant l'empreinte que laisse en nous le processus de passage du monde intra-utérin, univers clos et protégé, à notre milieu agité et plein de stimuli pas toujours agréables. Reprenant le terme, je le sépare en plusieurs époques.

Premier type de matrices : In utero

Terme latin et savant pour évoquer ce qui se passe dans le ventre maternel au cours de la gestation. Si la mère a connu un problème de quelque ordre, physique ou psychique, dépassant le seuil d'acceptabilité, elle est obligée de tourner ses défenses vers la résolution de ce stress. C'est la première loi de la vie : s'adapter, résoudre, se défendre. Ce faisant, elle va momentanément nous «oublier» (faux terme, c'est d'abord ce que nous ressentons), nous mettre en quelque sorte de côté afin d'assurer la fonction de défense première. Le foetus a enregistré ce "lâchage" et a imprimé en lui le programme "maman me laisse tomber", qui va s'engrammer dans les mémoires cellulaires. Dites-vous qu'alors, tout au long de votre vie, vous allez essayer de rattraper le coup : vous ressentez, inconsciemment, un problème affectif vis-à-vis de votre mère, et, par la suite, vis-à-vis de toutes celles qui lui succéderont : "vos" femmes.

A cela, plusieurs causes :

- Physique : décollement placentaire ou toute lésion qui rompt plus ou moins la connexion matérielle mère-enfant.

- Métabolique : si, par malheur, les hormones de la grossesse subissent une baisse importante, même momentanée, le foetus ressent la même rupture que dans le cas ci-dessus.

- Emotionnel : sous forme de choc brutal, inopiné, ou de situation tendue qui dure au delà du supportable, les informations perçues par la mère et engrangées dans ses mémoires, affectent en profondeur celles du foetus.

- Mental : là, c'est l'horreur. Le refus de la grossesse, de ce "parasite" qui grouille au fond du ventre. Ne sursautez pas. C'est, hélas, beaucoup plus fréquent que vous ne l'imaginez : grossesse non désirée pour raisons affectives, économiques, sociales, viol, ou tout simplement par notion égoïste de confort personnel, les exemples foisonnent.

Ceci n'a rien d'étonnant : un foetus est un être en formation de A jusqu'à Z, corps et esprit. Peu à peu, il va devoir acquérir ses caractéristiques définitives. Mais il est en fabrication, en programmation, et, ceci est important, il fait intégralement partie de la mère. Tout ce qu'elle subit, il le subit aussi. Tout ce qu'elle enregistre, il l'enregistre. Tout ce dont elle souffre, il en souffre également. Le hic, c'est que cette personne embryonnaire possédait un psychisme aussi primaire que sa structure, et qui, depuis, sous des couches successives d'apprentissages divers, est devenu son inconscient. Et cet embryon d'idée est incapable de faire la différence entre un accident indépendant de la volonté maternelle, et assumé avec les moyens du bord, et un rejet, conscient ou non, d'une grossesse indésirée. Si ce genre de pépin a eu lieu pendant la gestation, qu'il s'est senti "rejeté" sans aucune nuance, il va toute sa vie systématiquement ressentir cette impression. Ce véritable virus informatique inscrit dans ses mémoires va dévier profondément les réponses logiques du programme d'origine qui doit être le sien.

Exemple : Albert, trente six ans, collectionneur acharné d'histoires d'amour malheureuses, aborde le monde avec le regard suppliant d'un chien battu. En tous temps et en tous lieux, il donnerait sa chemise et le reste pour qu'on l'aime. Serviable, gentil, il ferait n'importe quoi pour une manifestation de reconnaissance. Seulement voilà : Albert, une fois admis, devient adhésif, un vrai pot-de-colle. Les autres ne pouvant décemment passer leur temps à l'entourer de leurs soins et sollicitudes, vont devoir fatalement à un moment ou un autre, vaquer à leurs occupations et vivre leur vie. Cela, Albert le comprend fort bien intellectuellement, mais viscéralement, c'est une autre paire de manches : il se sent lâché, largué, abandonné, rejeté. C'est alors un festival de regards humides, de soupirs, une vraie «tête de catastrophe», comme le définit devant moi sa compagne du moment, qui, complètement culpabilisée mais refusant de jouer à la maman, est en train de calculer comment le quitter sans trop de dégâts.

L'examen d'Albert-pot-de-colle met en évidence un problème in utéro : la série MS signifie qu'il y a eu un problème avec la mère en tant que structuratrice. Je rappelle brièvement que ce mot peut être pris dans le domaine éducatif, relationnel ou formation physique du foetus. C'est le çakra qui donne la nuance, et il s'agit bien, ici, du premier çakra. L'anamnèse du problème, dans ce cas, n'a pas été difficile à retrouver, sa mère ayant failli, à trois reprises, perdre Albert lors d'une grossesse parsemée de problèmes. L'action du traitement énergétique a permis à notre ami de se sentir plus fort et d'engager une psychothérapie. Cette dernière, grâce à la précision du ciblage de la cause réelle, lui a permis d'aller très vite dans son processus de transformation.

Ce cas est fréquent et banal. En synthèse. la conclusion logique est qu'ici nous avons affaire à deux processus :

- la mère a des difficultés qui perturbent la grossesse.
- l'enfant engramme dans son inconscient son «abandon» par la mère.

Donc, vu superficiellement par l'observateur ignorant ce type de mécanisme, la relation de cause à effet n'est pas très évidente. Il existe un deuxième type de cas plus direct où l'impression de la matrice s'est faite chez la mère et chez l'enfant qu'elle porte en elle. Il s'agit généralement d'un fait précis, subi par la mère, traumatisant à l'extrême. Vingt cas faisant une statistique valable, j'en extrais un assez explicite. Laure a des difficultés avec Alain. Vingt ans tous les deux, aussi adorables l'un que l'autre, ils sont le type même du gentil petit couple qu'on aimerait voir durer et s'épanouir. Le hic, c'est qu'Alain est un «oxygénoïde» : il a besoin d'air et d'espace, et que la pitchounette est abandonique : elle ne supporte pas l'éloignement si bref soit-il, elle vit dans la peur du rejet, l'angoisse permanente de la séparation. Tout, dans son attitude, crie : «non, ne me quitte pas !».

Les renseignements fournis par l'Analyse Réinformation m'amènent rapidement, par la combinaison filtres-çakras, à la conclusion que cette réaction irrationnelle, que la petite ne peut pas verbaliser clairement, s'est imprimée en elle in utero. La dimension MS et l'interplan de PS indiqueraient un «problème» entre le père et la mère à cette période.

Et il y a eu effectivement un gros incident : pendant que sa maman attendait Laure, son papa a failli mourir. Cette femme s'est retrouvée brutalement dans l'angoisse la plus totale, obligée de retenir le hurlement qui montait du fond de ses. tripes : «non ne me quitte pas». Cette peur violente s'est imprimée dans le foetus. La grande fille qu'il est devenu plus tard répète, à perte de vue, indéfiniment, cette information!

Une fois la prise de conscience claire et nette de ce processus effectuée, la thérapie bien ciblée a tout réglé. Sans entrer dans les détails, je peux vous annoncer que Laure se sent très bien, et que son couple se porte à merveille. Ils sont ravis. Tout est pour le mieux.

Résumons cet exemple : la matrice s'est imprimée directement dans l'inconscient de l'enfant. Elle n'a pas eu une impression d'abandon de sa mère, elle a vécu ce que vivait cette dernière.

Il semblerait que, passé un certain seuil d'acceptabilité de l'événement, ses grandes lignes et les peurs qui s'y rattachent se transmettent en direct, avec des réactions de type irrationnel qui en sont le reflet. Sans garantie. Le nombre de cas observés ne me permet, pour l'instant, que d'émettre une hypothèse, dans un domaine où la prudence est de mise.

Deuxième type décrit par Stanislaw Grof : les matrices périnatales

Bébé est sur le point de naître, et va le faire en quatre phases :

1) Phase de fusion. Tout va bien, bébé est au chaud dans un monde à lui, liquidien et rassurant, où sons et impressions lui parviennent amortis. De ce nid douillet, il n'a aucune envie de sortir.

2) Première phase de lutte : tout d'un coup, rien ne va plus. Une poussée irrésistible l'oblige à sortir, et il va lutter, s'accrocher pour rester dans son petit royaume.

3) Deuxième type de lutte : s'apercevant que c'est inutile, que la situation lui échappe et qu'il ne pourra pas rester là, qu'il faut mourir à ce monde pour aller en explorer un autre, il lutte désormais pour sortir le plus vite possible. Vite, vite, vite ! Coûte que coûte !

4) Il lâche prise et accepte d'effectuer son passage passivement. Dès lors tout se fait sans douleur et va de mieux en mieux jusqu'aux bras chauds qui l'accueillent de l'autre côté.

Ces phases de Grof sont enregistrées dans les mémoires tout au long de la vie. Cette succession d'attitudes va se reproduire dans toutes les périodes de changement : tous les processus de mort - renaissance, c'est-à-dire toutes les circonstances où il faudra abandonner impérativement un état, une situation, un fonctionnement pour passer à un autre, se dérouleront selon le processus des matrices périnatales. Certains vont se bloquer dans une phase, et la reproduire à l'infini, quelles que soient les circonstances, reproduisant ainsi un pattern. Une astuce, et un espoir pour commencer à résoudre le problème : qui nous dit qu'au bout du tunnel, après ces instants affreux, au moment de la naissance, nous ne trouverons pas, même symboliquement sur un autre plan, deux petits bras chauds qui vont nous accueillir ? c'est une voie de travail, et une hypothèse, ma foi, fort agréable.

Troisième type de matrices : celles qui vont survenir après la naissance

Elles vont survenir au cours des divers apprentissages effectués bon gré, mal gré, tout au long de la vie. Encore celles-ci ont-elles une particularité : même si les tics, automatismes ou déformations professionnelles qui en résultent se reproduisent hors de la volonté consciente, ils furent acquis grâce à cette dernière, et on peut toujours les déprogrammer car on peut facilement retracer leur genèse et leur cursus.

Elles ne sont jamais que le résultat de la répétition incessante d'un système de pensée élaboré dans un but précis, social ou professionnel. Celles-là, nous ne sommes pas obligés de les garder. Vous pouvez les abandonner, si vous le voulez. Le voulez-vous ?

Quatrième type de matrices : les matrices ancestrales

Les travaux de Carl Pribram ont démontré que la mémoire n'est pas du tout délimitée à une portion du cerveau. Ses observations, en tant que neurochirurgien, l'ont conduit à envisager le cerveau comme une structure holographique dans laquelle tous les neurones (cellules nerveuses) enregistrent intégralement l'information. A la lumière de mes propres observations, je vois encore plus loin : toutes les cellules de tout le corps contiennent toute la mémoire. Ce n'est pas uniquement le cerveau qui en est dépositaire, mais tout l'être, qui possède aussi une structure d'hologramme.

Tes cellules se souviennent de tout ce que tu as vécu, vu, senti, apprécié, reconnu, aimé, détesté, rejeté, souffert... Et cette notion fondamentale, base de toute la partie la plus ardue de mon travail quotidien, m'amène à une autre, surprenante certes, mais vérifiée, sur un grand nombre d'observations, celle de la quatrième catégorie de matrices.

Tiens donc ! Pas possible ! Mais si ! Toutes nos cellules ont engrammé les données suffisamment significatives de notre vie dans toutes ses parties : in utero, périnatale, postnatales. Suivez mon raisonnement : si ces informations se retrouvent dans tous les types de cellules, elles sont aussi dans celles qui vont servir à la reproduction, Si je fais des petits, je vais leur passer cette mémoire, et ce sont toutes les cellules de cet être nouveau qui vont être imprégnées.

Une amie s'est trouvée un jour en état de choc. Elle avait contacté en thérapie un mécanisme très douloureux qu'elle n'avait pas voulu reconnaître. Ce recul devant la prise de conscience n'allait pas sans poser quelques problèmes dans son couple, puisque cette femme, jusqu'alors plutôt ardente, se refusait à son mari et se hérissait dès qu'il tentait une manoeuvre d'approche. Un examen en Analyse-Réinformation Cellulaire m'a amené à la conclusion que, dans la lignée maternelle, existait une mémoire inconsciente de viol, ou tout au moins de «quelque chose» qui y ressemblait bigrement. Je l'ai, bien sûr, encouragée à aller travailler cette notion en thérapie.

Deux jours plus tard, une amie commune m'aborde en me disant : «Dis donc, tu as drôlement secoué Frida !

- Pourquoi ? J'y ai été trop fort ?

- Non, ce n'est pas ça... Elle a téléphoné à sa mère. Confirmation à 100% de ton diagnostic : viol collectif de l'arrière-grand-mère ! Par chance, la mère était au courant.»

Cette mémoire douloureuse était restée au fond de l'inconscient collectif familial. Frida ignorait l'histoire, mais au moment où, dans ses prises de conscience successives, elle est arrivée à mettre au jour cette information, celle-ci est venue perturber son comportement au point de changer du tout au tout son attitude vis-à-vis d'un conjoint pourtant fort apprécié.

- Bon, O.K., mais à quoi ça sert de connaître ce passé si on veut être tourné vers l'avenir ?

Cette question judicieuse m'a été posée par un maître-praticien de Programmation Neuro-Linguistique. Réponse : "Premièrement, tu sais d'où ça vient, et tu cesses de ce fait de te prendre pour un anormal. Deuxièmement, au lieu de rejeter les responsabilités sur des ancêtres qui en ont manifestement autant bavé que toi, tu te responsabilises : tu prends sur toi la responsabilité du travail de déprogrammation qui va délivrer non seulement toi, mais ta descendance. Si celle-ci est déjà faite, ta prise de conscience et de responsabilité va entraîner la sienne et induire le changement de toute ta lignée. Et pourquoi n'envisagerais-tu pas que, quelque part dans l'univers, tes ancêtres soient en quelque sorte délivrés ? Ca, ça se discute.. Mais cette ouverture philosophique qui n'a malheureusement pas sa place ici me plaît par l'écho profond qu'elle éveille en moi."

Seulement, ce n'est pas facile. C'est même salement ardu et nous ne disposons pas toujours des renseignements généalogiques de Frida. Dans la plupart des cas, la prise en compte de ce genre de diagnostic par le patient est un véritable acte de foi. Fort heureusement, celui qui accepte de tenter le coup en travaillant la notion précise mais invérifiable que dégage la lecture de son cas va voir, dans la plupart des cas, se dénouer des symptômes, des blocages, des patterns qui, jusqu'alors, gâchaient son existence.

Donc, cher PNListe qui m'a posé cette intelligente question, voici en synthèse ma réponse. Savoir ce qui est advenu dans le passé sert à déculpabiliser en préparant un avenir débarrassé de toute gêne. Ceci est très important. J'ai vu trop de thérapies consistant à aller fouiller dans le passé : «Mon papa m'a fait ceci ! Ma maman m'a fait cela ! Mon pépé ne m'a pas fait ça ! Mon tonton... Et si on m'avait fait ci et ça... Et si... Et si ma tante en avait ?» Rejeter la faute sur les autres et faire de la microscopie périombilicale n'a jamais, au grand jamais, servi à rien. Se prendre en charge, prendre à bras-le-corps la destinée de toute une famille en se remettant en question, voilà le travail !

- Et si on ne déniche pas le truc, si on ne fait rien ?

Bonne question, encore une fois. Celle-là m'est posée dans tous les séminaires. Et elle est, bien entendu, cruciale. Un peu plus haut, j'ai dit ce qui se passe lorsqu'un événement analogue à celui qui a produit la matrice survient : celle-ci s'approfondit, se renforce, transforme en écorchure à vif ce qui n'était qu'un petit bobo. Le processus est le même que lorsqu'on gratte des croûtes : on les fait saigner, on élargit la lésion, et le petit bouton d'acné presque invisible devient un gros furoncle hideux. Et, surtout, beaucoup plus sensible! Désormais, un rien l'infecte, le fait saigner, l'approfondit. Même jeu pour la matrice inconsciente. Pour la créer, il fallait un tremblement de terre magnitude 12. Pour la réveiller, la magnitude 10 suffit les fois suivantes. Puis, les magnitudes 6, 4... Maintenant, un événement analogue à l'explosion d'un pétard suffit pour qu'aussitôt le comportement subisse des modifications incompatibles avec les réactions adaptées à la situation.

La répétition de ces résonances entre l'extérieur et l'intérieur finit par fatiguer l'organisme : l'énergie, dérivée vers les travaux de limitation et de réparation des dégâts, manque dans d'autres secteurs, peut-être plus importants, de l'économie. On commence par ressentir une fatigue disproportionnée en regard des causes apparentes, puis un mal-être, petit bobo par-ci, petite misère par-là. En insistant trop, sans chercher à résoudre la cause profonde, on peut aller jusqu'à tomber malade.

Et ce qu'il faut savoir, c'est que lorsque ces mémoires indésirables se transmettent d'une génération à l'autre, les effets de leur présence ont tout le temps de s'aggraver, l'événement analogue provoquant la résonance a bien plus de chances de se produire sur cent ans que sur dix, et sur cent événements il y a statistiquement plus de chances que sur dix de voir son importance, sa «magnitude sismique» dépasser le seuil nécessaire pour provoquer la résonance.

Donc, peu à peu, la matrice ne peut que s'accentuer. Inapparente au départ, compensée par la réaction du premier de la lignée qui, forcément, meurt du choc ou réagit en force, elle risque fort, dès les générations suivantes qui n'ont pas à mener la même lutte et qui ignorent même bien souvent l'événement premier, d'engendrer des comportements inadaptés et donc un manque de protection, de défense contre l'événement analogue. Le mal-être qui en résulte va augmenter au fil de la lignée.

Connaissez-vous l'histoire des petits Chinois sur la Lune ? Lorsque Neil Armstrong posa le pied sur notre satellite, il fut accueilli par un haut dignitaire Chinois. Ils étaient arrivés les premiers ! Car ils étaient si nombreux qu'ils avaient pu empiler un petit Chinois sur un petit Chinois sur un petit Chinois...

Remplacez chaque petit Chinois par un petit mal-être sur un petit mal-être... L'empilement va, à un moment donné, dépasser un seuil critique, et donner un gros mal-être, bien apparent, qui empoisonne votre existence.

Maintenant, continuez sur la même idée. Un gros mal-être qu'on laisse s'amplifier couche par couche finit, tôt ou tard, par dépasser un autre seuil critique au-delà duquel l'organisme se met à fonctionner fort mal.

Répétez le jeu : une collection de dysfonctionnements finit par atteindre le seuil de la maladie. Même chanson que ci-dessus... en changeant juste les paroles.

Les dysfonctionnements et les maladies, autrement dit les tendances morbides d'une famille, suivent la même loi que les résonances de nos matrices inconscientes : elles s'aggravent d'une génération à l'autre! J'en ai eu un exemple, un jour, sur trois générations : grand-mère, mère, deux jeunes filles. Un très fort pourcentage de dépressions est dû à des problèmes hormonaux, ce qui explique leur côté souvent cyclique et les difficultés des psychothérapies. Un changement brutal dans l'équilibre hormonal risque donc de déclencher des réactions psychiques parfois graves. Dans cette famille, la grand-mère a commencé à être dépressive à la ménopause, donc vers environ quarante-huit ans. La mère, lors de sa première grossesse, vers vingt-trois, vingt-quatre ans. L'aînée des filles, à seize ans passées, était totalement impubère. La prescription d'hormones n'a que fort peu arrangé cela, mais a déclenché un gros problème psychique. Quant à la cadette, elle a commencé à ressentir des angoisses à l'âge de neuf ans, tout en déclenchant une pseudo-puberté précoce.

Ce que je veux dire, ce qu'il est important que tu comprennes, c'est **tout** ce que tu as vécu, senti, aimé ou détesté, **toutes** tes impressions agréables ou traumatisantes, tous les événements et expériences de ta vie sont archivés **une fois pour toutes** dans tes mémoires. Tu te souviens de tout, même de ce que tu crois avoir oublié. Ta vie est formée d'un album de souvenirs où sont photographiées toutes tes impressions marquantes, et même si tu ne sais pas retrouver la page et identifier le cliché, il va déterminer tes réactions face aux situations analogues à celle qui a été imprimée une fois pour toutes, selon le phénomène de résonance :

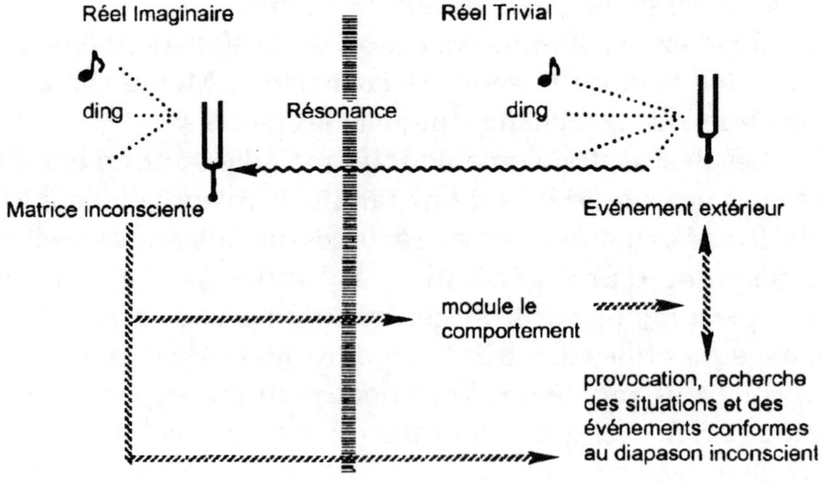

Une image me vient lorsque j'évoque ce processus : lorsque l'on crée un disque microsillon (oui je sais, je retarde, maintenant il y a le laser, mais je n'y connais rien), toutes les notes de tous les instruments et de tous les chanteurs sont enregistrées sur une matrice et les disques destinés à la vente, à l'extérieur, sont des copies conformes moulées, imprimées sur cette matrice qui, elle, reste dans les archives, prête à servir pour une nouvelle édition. C'est ainsi que nous fonctionnons tous, prêts à resservir des copies conformes de ce qui a déjà été vécu. Par nous. Ou, pire, par des ancêtres disparus depuis bien longtemps.

Un exemple : celui d'Henri, 65 ans, homme cultivé, curieux, avec qui il fait bon échanger des connaissances dans tous les domaines. Toute sa vie, il a souffert d'un tas de petits maux, d'un tas de petits malaises qu'il n'a jamais pu résoudre complètement. Confronté à ce mal-être permanent, il a entrepris diverses démarches successives, qui, si elles lui ont apporté un développement personnel, n'ont su résoudre ce qui, en surface, lui empoisonnait l'existence. Une première séance d'Analyse-Réinformation Cellulaire lui fournit peu ou prou le fil conducteur entre ses différents symptômes. Pour lui, c'est absolument logique, tout doit venir d'une même origine : "rhumatismes", peurs irraisonnées, coups de fatigue, agitation, comportement d'hyperactivité dans tous les domaines, ce lien était clair dans sa tête depuis le départ. A la deuxième séance, les divers enchaînements entre les combinaisons filtres-çakras me fournissent l'indication suivante : Henri possède en lui, depuis toujours, une peur absolument atroce de l'abandon. Pourtant, dans sa vie, rien ne la justifie : son épouse, aimante et dévouée, a toujours été son soutien en toute circonstance. Il a vécu une enfance heureuse entre des parents affectueux. Aucun élément extérieur n'est venu troubler ce cours de vie, aucun abandon ne justifie cette crainte. La combinaison des éléments découverts laisse à penser que cette peur, absolument irrationnelle si l'on regarde le cours de la vie d' Henri, vient de bien plus loin que lui. Elle était déjà présente en lui à la conception, puisque certains filtres indiquent avec précision qu'elle est ancrée dans les inconscients collectifs de la lignée du père. Lorsque je tombe sur quelque chose de si énorme à concevoir, je prends bien entendu mes précautions : je me garderais bien d'affirmer quelque chose qui peut traumatiser profondément mon interlocuteur. Aussi, dans ces cas là, je questionne fort prudemment, je sonde précautionneusement le terrain. Je pose donc la question suivante : "Henri, serait-il possible d'effectuer une enquête généalogique la plus précise possible, afin de savoir si dans votre famille, dans la lignée de votre père, il n'y a pas eu un enfant abandonné ?" La réponse m'a littéralement soufflé : "Si, si, si, tout-à-fait, la généalogie a déjà été faite, le premier du nom a été découvert dans un panier en osier, sous le porche d'une église à la Révolution française." Bienheureuse mode de la généalogie, qui m'a permis d'avoir la confirmation absolue de ma lecture effectuée sur les combinaisons filtres-çakras. Ceci venait confirmer toutes mes hypothèses. Un être, traumatisé profondément par un événement dépassant le seuil acceptable, engramme littéralement la mémoire de cet événement dans toutes les cellules de son corps, sa partie énergétique autrement dit inconsciente est alors marquée par une matrice qui va désormais conditionner ses réponses vers l'extérieur. L'onde psi de chaque cellule contient cette matrice selon la loi de l'hologramme, les cellules reproductrices comme les autres, qui vont emporter avec elles et donc transmettre à la descendance les matrices qu'elles contiennent dans leur éon. Pendant environ deux cents ans, sept générations avaient souffert des conséquences d'un événement capital, d'une peur absolument irrationnelle venant d'un événement bien réel, bien trivial !

Le plus gros problème, en fait, ce n'était pas Henri qui l'avait, mais son fils Jacques : chez lui, les choses avaient dépassé le point de non-retour. Entendez par là qu'elles avaient atteint un niveau largement au-delà du supportable. Chez lui la peur de l'abandon confinait à l'idée fixe. Héritier involontaire des inconscients de la lignée paternelle, la peur de l'abandon était chez lui si forte qu'il préférait rester irréductiblement solitaire que d'en courir le risque. Si, dans la plupart des domaines, ce garçon fort intelligent pouvait montrer souplesse et ouverture, dès que l'on effleurait, ne serait-ce que de loin, ce domaine-là, il se fermait complètement, se butait et devenait hostile. Faisant appel à des prétextes moraux et religieux, destinés à cacher sa peur, il refusait tout contact avec les femmes. N'oubliez pas ce que j'ai déjà dit à propos de la coupure du premier çakra, il représente non seulement la féminité, mais aussi le lien à la mère, archétype premier de toutes les femmes. Porteur de l'information, "femmes égale abandon", trop forte pour rester cantonnée dans les inconscients et prendre d'autres masques, il ne pouvait qu'y conformer son comportement.

Quand un élément d'une famille bouge, toute la troupe suit : un ami a un jour fait craquer l'édifice bien scléreux des matrices familiales. On était BCBG, très imbu de sa moralité «acier-inoxydable» et clean. On ne se touchait pas, la communication et a fortiori le contact physique... vade retro, Satanas ! Cette rigidité mentale, résultat de tabous ancestraux, cette sclérose commençaità gagner les corps. Mon ami a travaillé dur sur lui-même, supportant toutes les souffrances inhérentes à une remise en question profonde et permanente. Rapidement, la famille a suivi, cahin-caha. Et puis le déclic s'est produit : le père ayant passé un cap important après une séance d'Analyse-Réinformation Cellulaire, le fils a «craqué» en psychothérapie PNL. Une heure plus tard, il pleurait sur les genoux de son père, qui, avec vingt ans de retard, s'est enfin donné le droit de câliner son fils. Leur transformation a entraîné celle de toute la famille, parents, frères et soeurs, neveux et nièces...

L'être quantique

Suivies aussi loin que possible dans la direction de leurs origines, les dernières fibres du composé humain vont se confondre pour notre regard avec l'étoffe même de l'Univers.
Pierre Teilhard de Chardin

Lorsque l'on assiste à l'apparition brutale d'une pathologie, ou, à l'inverse, à un processus évolutif soudain, à une prise de conscience brutale, le mot qui vient instantanément à l'esprit est, en fait, un terme de physique : quantum. Le saut quantique est un passage instantané d'un niveau de fonctionnement à un plus haut niveau. Il peut se définir comme "l'unité indivisible selon laquelle des ondes peuvent être soit émises soit absorbées". Reportons-nous à l'image d'un atome dans le modèle le représentant comme un noyau autour duquel gravitent des électrons : ces derniers sont présents sur une orbite très précise. Si on désire les faire changer d'orbite, il faut pour cela bombarder l'atome avec de l'énergie. Si elle est inférieure à un certain seuil, l'électron ne bougera pas de son orbite, et continuera inexorablement sa course autour du noyau à la même distance. Par contre, si l'on dépasse un certain seuil d'énergie, une certaine quantité, il va sauter brutalement d'une orbite à l'autre. Cette quantité d'énergie, ce paquet d'énergie minimale pour faire bouger l'électron, est appelé quantum d'énergie. L'électron a effectué un saut quantique.

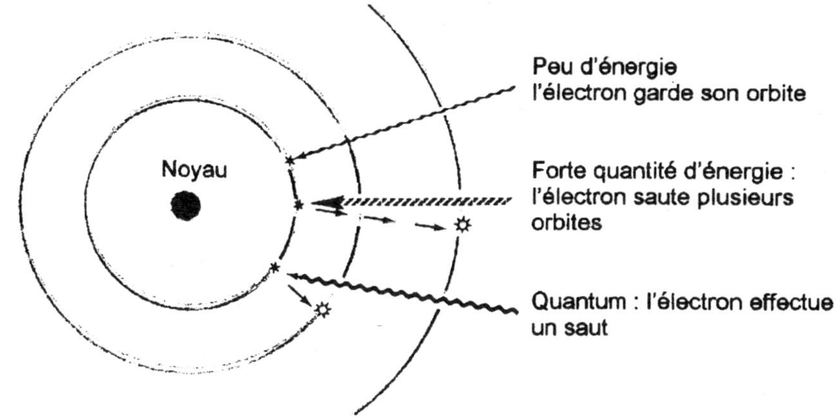

Nous fonctionnons de la même manière. Je l'ai déjà évoqué, c'est lorsque la «pression» de la matrice inconsciente dépasse un certain seuil, un certain quantum, que le mal-être fait son apparition avec son cortège de manifestations. C'est lorsque l'accumulation de mal-être différents dépasse un certain quantum, un seuil d'acceptabilité, que peut se déclencher une maladie. C'est lorsque le nombre de générations qui n'ont pas résolu le problème dépasse un certain quantum que peut se déclencher la maladie grave. Si je reprends le modèle atomique en plaçant, au niveau des orbitales électroniques, les différents degrés du mal-être ou de la maladie, on saisit mieux l'analogie :

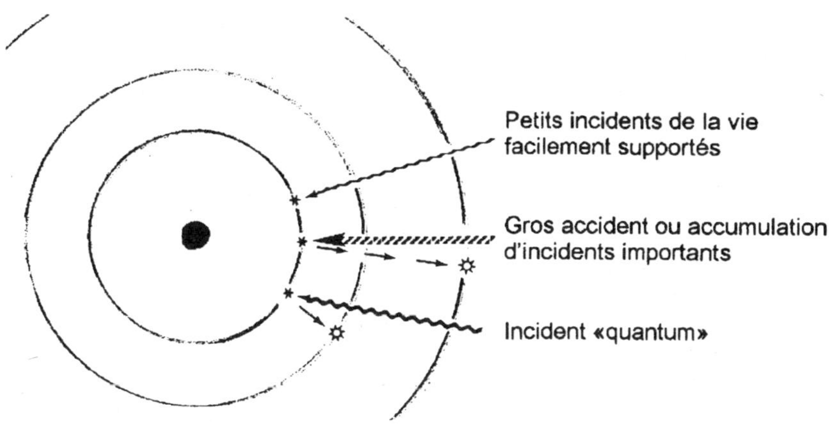

Prenons comme modèle celui de l'escalier : il est valable aussi bien dans un processus d'aggravation que dans un processus d'amélioration.

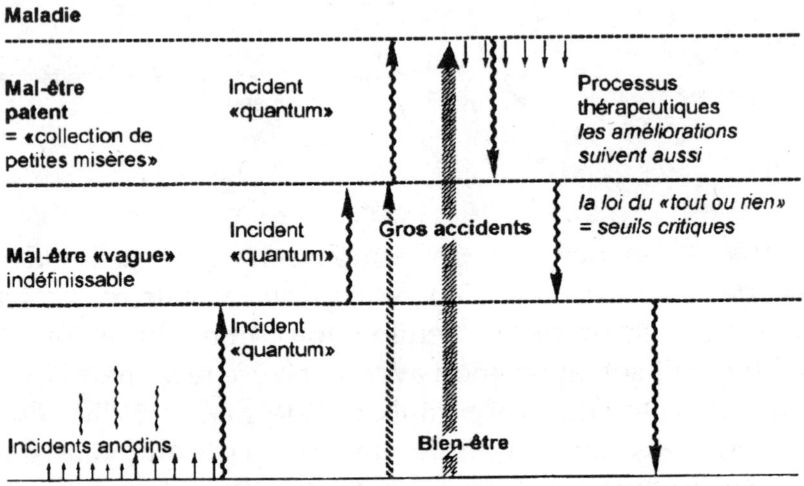

Il est absolument passionnant de voir, après avoir démonté et démontré son mécanisme à une personne, comment elle va, par ses propres ressources, évoluer, accumulant dans un premier temps les éléments de sa transformation, se réinformant à sa vitesse propre, pour tout à coup effectuer sa mutation. Terme inexact au demeurant : elle ne change pas, elle redevient elle-même. C'est toute la motivation de notre démarche, de cette recherche incessante des meilleurs moyens d'analyse pour comprendre où, quand et comment une fausse information est venue dévier les réponses d'un être aux stimuli auxquels il est confronté.

Mes cellules se souviennent... d'un tas de choses que je préférerais voir s'éparpiller dans la nature...

Trois piliers, des passerelles... et une logique...

A partir du moment où tout s'intègre et se recoupe, où les données d'observations multiples quotidiennement répétées finissent par accoucher d'un modèle qui se recoupe aussi étroitement avec ceux de domaines plus universels, on devrait ne plus se poser de questions, s'étaler dans la béatitude et se dire la phrase que je m'interdis même en pensée : "J'ai tout compris".

Tintin ! Nous en sommes encore bien loin. Plus j'avance, et plus les questions se posent. Mais les réponses, heureusement, viennent vite. Il suffit de tout essayer, et ce qui marche, on le garde, on l'intègre, et après, si on peut, on l'explique.

Les petites graines semées dans mon existence par les différents maîtres qui m'ont communiqué leur savoir ont germé. Tant mieux pour moi. Encore plus fort : après avoir muté, elles ont hybridé entre elles. De leurs divers croisements est née une méthode aussi complète que possible, où sont utilisées couramment des notions très diverses, de toutes origines, provenant de sciences et techniques qui, au premier abord, sembleraient n'avoir aucun rapport même lointain avec l'Analyse-Réinformation Cellulaire. Leur "traduction" en termes d'énergétique permettait, au-delà des spécificité techniques, d'en intégrer les principes au noyau central.

Arrivés au stade actuel des explications, je m'en voudrais de vous laisser sur votre faim : vous m'avez fait le plaisir et l'honneur de suivre le cheminement de création d'un édifice. Mais comment se passe une séance ? Comment, en pratique, s'appliquent toutes ces idées, ces combinaisons techniques, comment les éléments pathologiques se combinent-ils entre eux, comment établit-on les interprétations et la conclusion finale ? Comment la formule-t-on à la personne examinée ? Comment effectuons-nous les corrections après le bilan ?

C'est ici que vous allez enfin vois le regroupement de toutes les notions évoquées plus haut. L'aspect un peu dispersé de mon discours et des connaissances abordées, évoqué au début de cet ouvrage, disparaît lorsqu'on décrit le déroulement exact d'une séance complète : il devient facile de comprendre que tous les éléments de travail, zones-réflexe - méridiens - çakras - séries fréquentielles - plans de conscience, toutes ces composantes prennent leur valeur et leur juste place dans le schéma général, et que la précision technique des filtres directement issue des sciences physiques appliquées permet une visualisation immédiate des problèmes recherchés.

S'il est un mode d'expression dont je salue avec plaisir le développement et l'intégration à notre culture, c'est la bande dessinée. J'ai appris à lire dans le journal de Mickey, je suis un Tintinologue averti et mes élèves m'ont surnommé Tournesol (question de comportement... !).

Un discours abstrait ne saurait être clair en ce domaine descriptif. Lorsque je donne une conférence sur ma technique, si je me limite à un simple exposé, les questions sont, invariablement, les mêmes, et peuvent se résumer à une seule et unique : "Nous aimerions voir".

C'est normal. J'ai mis au point quelque chose d'éminemment pratique. Je vous ai présenté naguère une photo montrant à quoi ressemblent les filtres permettant l'analyse et la correction des troubles. La revoici.

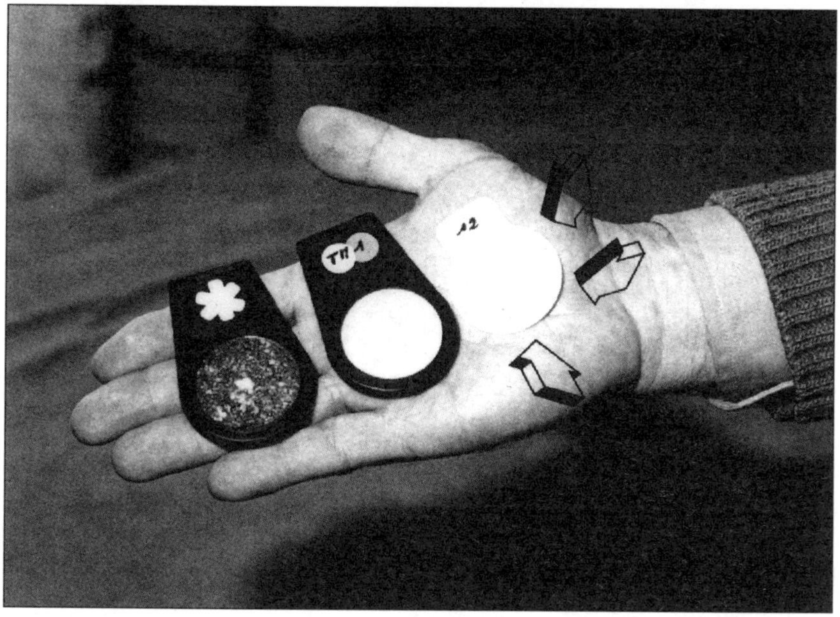

Trois générations successives de filtres issues de perfectionnements techniques : le premier type de réseaux fréquentiels marqué d'un astérisque, offrait déjà une grande précision, un pic d'absorption des fréquences étroit, un grand progrès par rapport aux filtres colorés utilisés dans d'autres méthodes analogues. Le deuxième type, marqué TM1, encore plus précis, a permis à la technique un grand pas en avant. Le troisième, peu visible car entièrement transparent, se trouve juste sous mon pouce à côté du TM1, et représente le "must" de ce que nous avons créé jusquà présent. Je le flèche sur le cliché.

Rappelons brièvement le principe de fonctionnement de ces filtres, déjà vu plus haut : toute pathologie organique, psychique ou inconsciente se manifestant par une fuite d'énergie hors du corps, il existe toujours un filtre adéquat pour la bloquer et faire apparaître, sous forme d'une autre fuite, ce qui, en-dessous, se cachait. Et ainsi de suite...

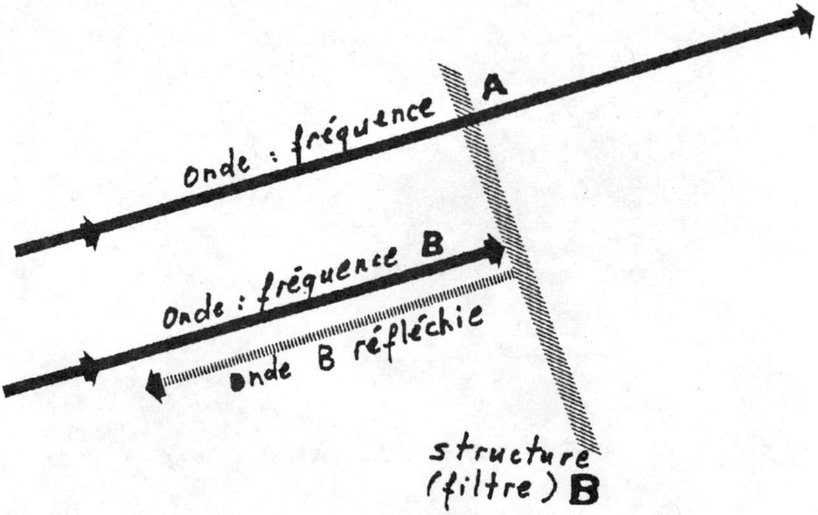
Onde : fréquence A
Onde : fréquence B
onde B réfléchie
structure
(filtre) B

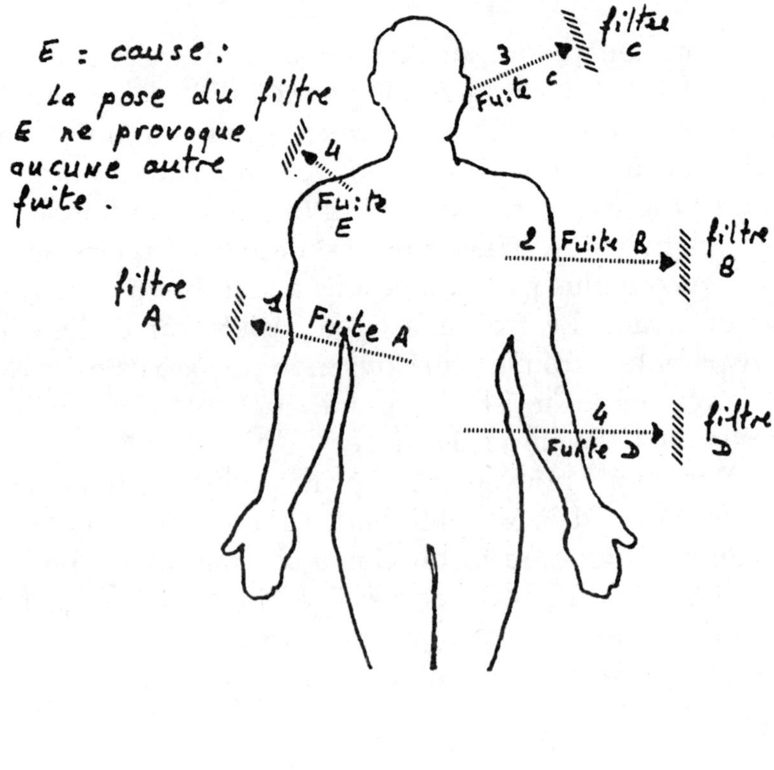
E : cause :
La pose du filtre
E ne provoque
aucune autre
fuite.
3
Fuite C
filtre
C
4
Fuite
E
2 Fuite B
filtre
B
filtre
A
1
Fuite A
4
Fuite D
filtre
D

C'est le pouls qui renseigne sur le choix du bon filtre au bon endroit :

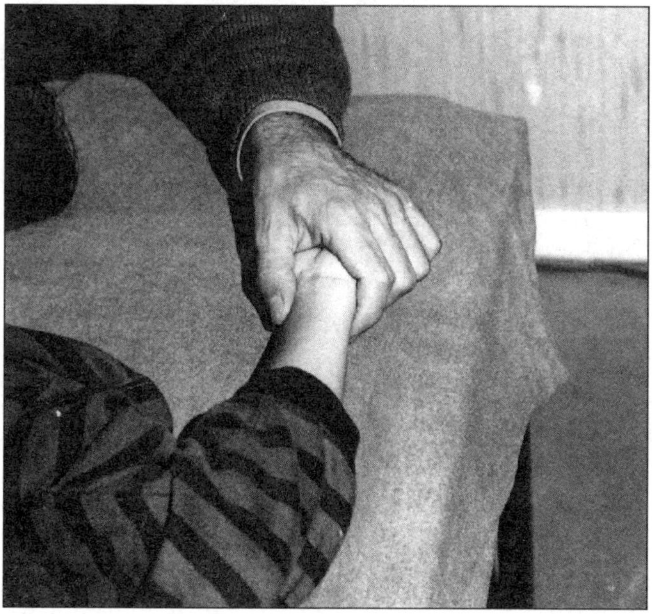

La panoplie de filtres est d'un maniement simple, facile et logique. De haut en bas, quatre séries de fréquences simples visualisent les plans de fonctionnement de l'Etre Humain : physique, émotionnel, mental (conditionnements) et les inconscients profonds, familiaux. Grâce à ces quatre séries, nous savons exactement dans quel domaine se situe la pathologie, et nous pouvons interpréter le critère exact du çakra sur lequel nous posons le filtre.

La cinquième série précise la dimension atteinte (physique, mental, MC, PS...)

La sixième est l'interplan, transformée de Fourier des dimensions.

La septième permet de situer avec précision le foyer principal de blocage énergétique dans le corps physique.

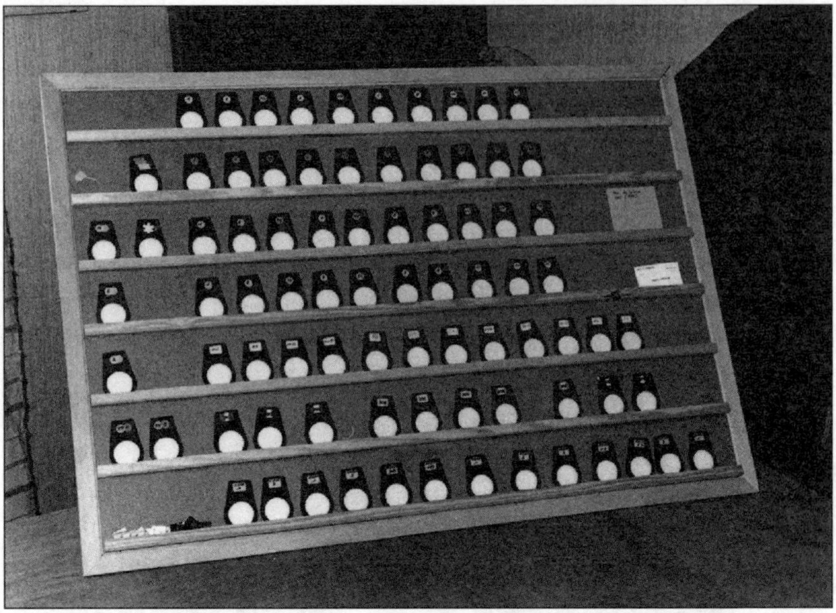

Les sept filtres situés à gauche du tableau sont des filtres généraux de détection permettant d'aller très vite et avec précision directement au but.

L'entretien commence. Inutile de raconter par le menu toutes les pathologies dont vous souffrez. Ce qui nous intéresse ici, ce sont, outre les grandes lignes et les antécédents marquants, les causes profondes qui ont donné le point de départ des dysfonctionnements. Leur réharmonisation assortie de tout moyen thérapeutique pouvant éventuellement les régler tarit la source et entraîne, s'il est encore temps, la disparition des symptômes.

La personne s'allonge sur le lit d'examen. Je prends le pouls...

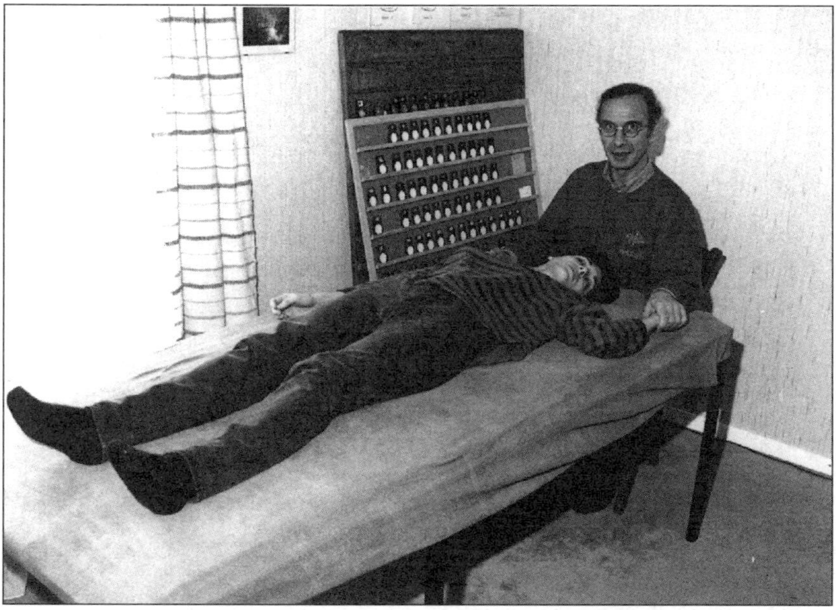

... avec le pouce : plus richement innervé, il percevra beaucoup mieux cette discrète variation d'amplitude de pulsation qui est le signal qui nous guide.

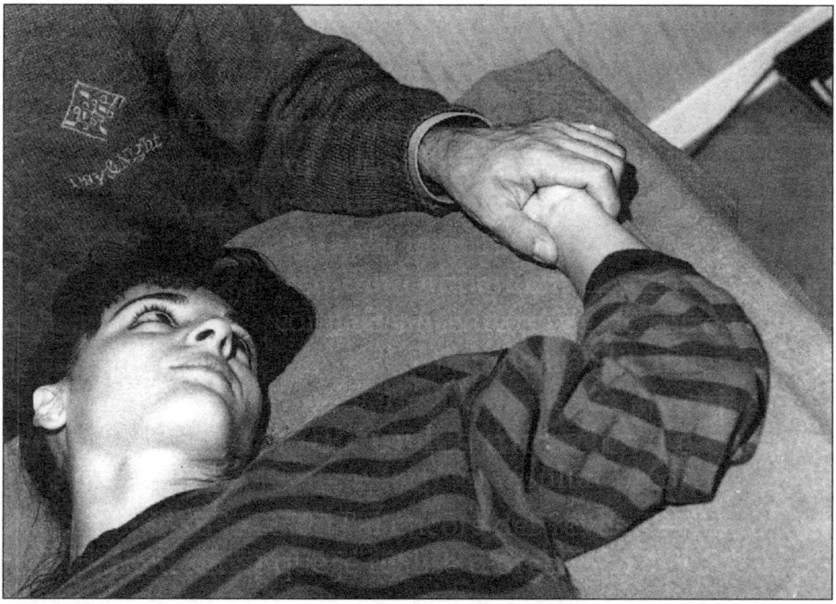

L'examen commence. Les filtres de détection primaire me permettent de déterminer si, dans un plan ou l'autre, existe une pathologie : je l'écarte de la zone-réflexe et mesure à quelle distance réagit le pouls (voir flèche).

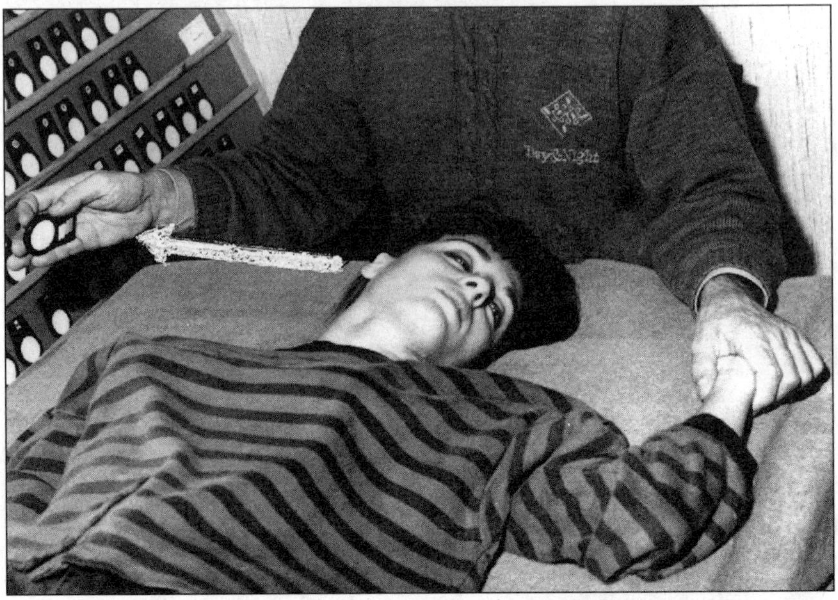

A mesure que des anomalies sont constatées, le filtre correspondant est posé sur le çakra où se situe la fuite d'énergie.

Les interprétations peuvent commencer dès le départ : sachant à quoi correspond exactement chaque filtre, comment sa signification vient compléter celle du çakra, dans quel plan nous travaillons, nous avons un fil conducteur durant tout l'examen.

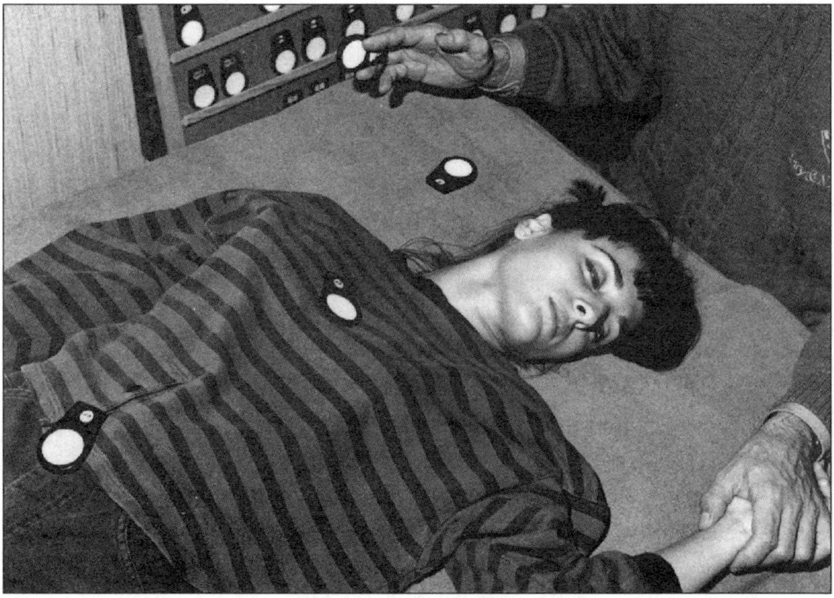

1) Première manoeuvre : vous présentez des symptômes, et ils ont une double importance :

Ils sont les signaux extérieurs qui vous ont poussé à consulter pour comprendre ce qui se passe en vous.

Leur persistance, leur atténuation, leur disparition nous renseignera sur l'impact du traitement.

Ils peuvent être de tous ordres : physiques, psychiques, nombreux ou pas, et variables selon les moments, les saisons, les facteurs déclenchants extérieurs apparents.

Nous définissons globalement leurs causes directes en sélectionnant un filtre qui, seul parmi tous les autres, induit une réaction anormale du pouls. Grâce à certains points de commande générale de la zone réflexe, nous déterminons le çakra sur lequel nous devons le poser.

Le filtre et le çakra ont chacun une signification précise. La combinaison des deux va déjà nous donner une interprétation de la cause directe des symptômes.

2) Deuxième manoeuvre : les fréquences se répètent en quatre séries harmoniques, rendant compte des quatre plans de fonctionnement de l'Etre Humain : physique, émotionnel, mental (conditionnements) et inconscients (personnels et familiaux).
La sélection et la pose sur un çakra obéissent ici à un procédé de détection précis et nous offrent une lecture, toujours par combinaison des significations de la fréquence et du çakra, des causes précises du mauvais rendement du plan considéré.

Dans l'ordre où je viens de les citer, ces quatre plans sont explorés. C'est ici que, déjà, nous pouvons voir le physique perturbé par le mental, les émotions par les inconscients ou par un blocage physique...

3) ... mais on a souvent des surprises. Les quatre plans dûment analysés, leur mécanisme interne précisé, leurs corrélations mises en évidence, il reste à détecter la ligne dite «thérapeutique»,celle dont la lecture va établir le lien causal entre les plans. Pour cela, nous recherchons un çakra sur lequel sont placés les filtres visualisant :
1) le plan qui bloque les trois autres
2) la dimension atteinte
3) la dimension sous-jacente à la première
4) le feuillet embryonnaire dans lequel se somatise principalement la fonction déviée
5) des filtres annexes qui vont préciser l'information, jusqu'à présent globale, et permettre l'indication très ciblée de médecine classique, ou homéopathique, ou de phytothérapie, d'ostéopathie, etc. etc. selon le cas, ou d'explorations complémentaires, ou de passer la main à plus compétent que nous.

Cette dernière manoeuvre nous raconte en détail l'histoire vraie de la cause, et c'est ce qui nous permet, outre son traitement précis et individualisé, de la décrire clairement pour induire chez notre patient une prise de conscience, tout en le renseignant sur ce qu'il faut faire, ce qu'il ne faut surtout pas faire, ce qui est encore possible et ce qui ne l'est plus.

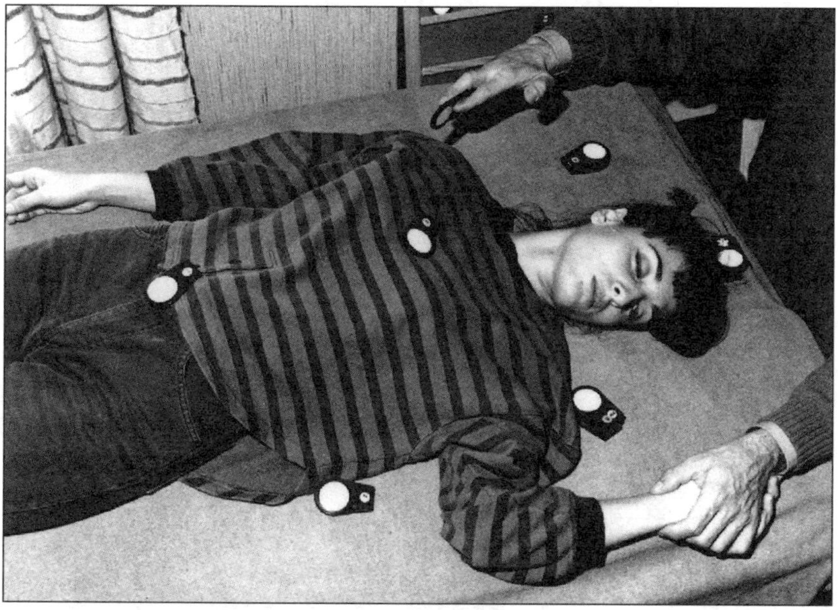

Le praticien, seul à seul avec son partenaire, fera souvent son travail sans desserrer les dents, ne faisant part de ses conclusions qu'après le traitement. Ceci pour une bonne raison : ça a l'air facile, on ne se remue pas trop. La vérité est tout autre : il faut une concentration inimaginable sur ce qu'on fait. Une erreur, une seule, et il faut tout reprendre. Contrairement à ce qu'on peut imaginer en nous voyant faire, c'est très dur. La récompense est au bout : la satisfaction du travail bien fait, et la joie du bon résultat.

La réharmonisation commence alors que les filtres sont encore en place. C'est comme une photo : il ne suffit pas de révéler l'image, il faut la fixer.

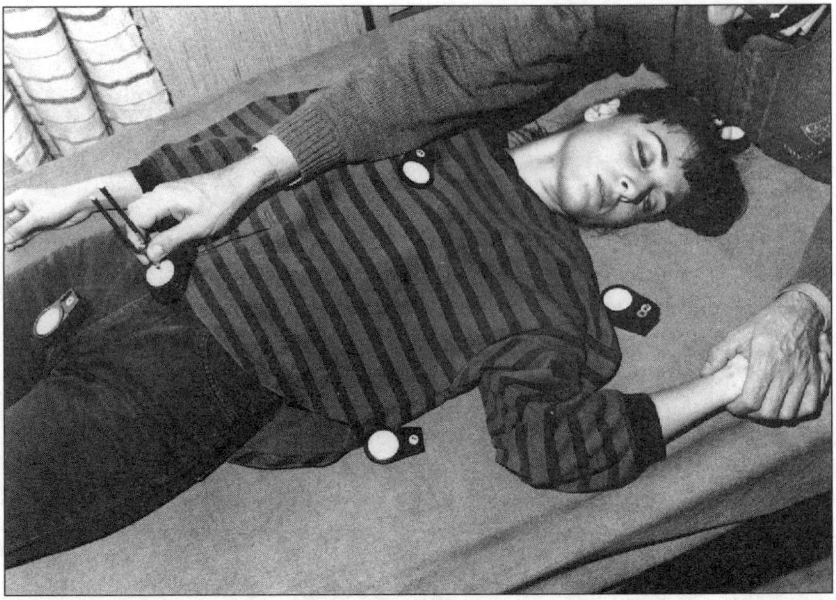

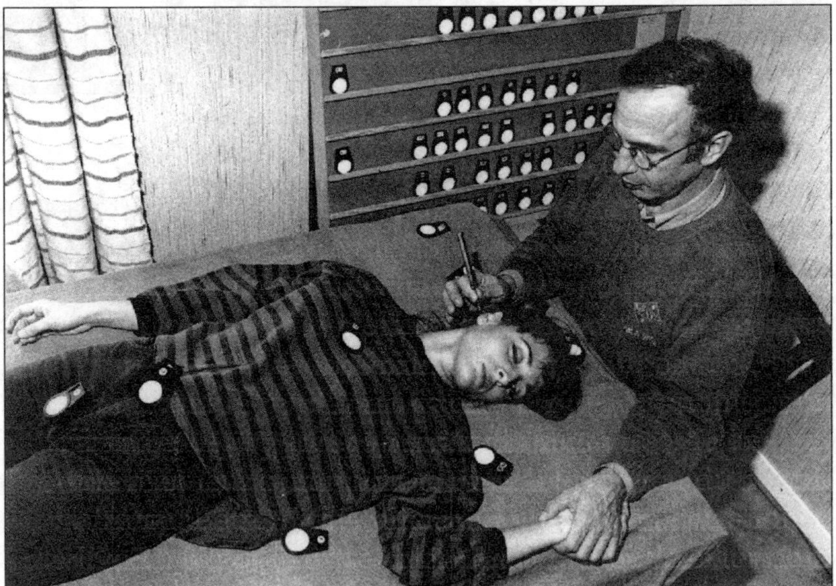

Pour la suite des opérations... des photos ne vous auraient rien dit de plus. Venez voir, c'est plus simple, je fais suffisamment de démonstrations ouvertes au public, et un enregistrement sur disque n'a jamais valu un concert "live".

D'autant que la suite est éminemment variable selon ce qu'on a trouvé.

Suite à donner selon les cas

L'analyse est faite. Elle a permis de reclasser dans des relations de cause à effet des tas de souffrances entre lesquelles aucun rapport cohérent n'avait jusqu'alors été établi.

L'histoire a été reconstituée, remontant des conséquences successives à la cause première, le problème qui a tout fait basculer.

Des remèdes sont conseillés, en fonction de la compétence en ce domaine du praticien.

Une réharmonisation des énergies est pratiquée, ouvrant les portes, facilitant l'action de traitements déjà en cours, soulageant la personne.

Et après ?

Après, tout est une question de communication. Nous ne sommes pas en train de traiter une maladie, ni un objet, mais une Personne Humaine, qui doit essentiellement avoir tout pouvoir sur elle-même pour décider si elle désire reprendre à la base le chemin à partir de l'endroit où elle a dévié, où elle est sortie de son fonctionnement normal, de son programme de base.

Ici, plus question de technique ni de choses apprises. Ce sont les qualités humaines, compréhension, compassion, manière de présenter les choses qui comptent. Etre, à la fois, rassurant sur la possibilité que possède chacun de se reprendre en main et ferme sur le principe de responsabilisation et de prise en charge personnelle. Le praticien ne peut ni ne doit porter son patient sur ses épaules, mais lui faciliter la tâche en l'accompagnant et le soutenant dans les passages difficiles de ce cheminement. Nous ne sommes pas des "guérisseurs". C'est vous qui avancez vers la guérison par vos propres ressources, votre propre volonté d'en sortir, Nous ne faisons qu'indiquer, aider, alléger, ouvrir les portes que vous devez emprunter avant qu'elle ne se referment.

Votre mal-être est une prison, un cachot sombre, humide et truffé de rats. Vous ignorez où est la porte, où se trouvent la clé et la serrure. Notre fonction est de mettre la clé dans la serrure, d'ouvrir la porte, et de vous montrer que vous pouvez sortir... si vous le voulez.

"Si quelqu'un se noie à côté de toi, ne lui tends la main pour le sauver que s'il te le demande." (Proverbe chinois)

C'est dur ? Parfaitement. Le tout est de savoir si on veut s'en sortir, ou si on réclame le miracle par la vertu d'un thérapeute-gourou, en toute déresponsabilisation.

La personne en mal-être, qu'elle ait ou non déclenché une maladie patente, est généralement confrontée à une jungle inextricable de symptômes divers, de sensations diffuses d'être "à côté de la plaque" dans certains domaines, de reproduire des schémas personnels ou identiques à ceux des parents, et le fil d'Ariane que nous lui fournissons va lui permettre de se libérer d'automatismes, même s'ils se sont répétés sur plusieurs générations, qui la désadaptaient de la vie quotidienne.

Il lui appartient désormais, en toute conscience et en connaissance de cause de couper la chaîne.

Pour les miracles, je demande un délai...

J'ai encore des rêves absolument impossibles qu'il faut que je réalise d'urgence... Le plus important serait d'arriver un jour à aider en une seule entrevue, à régler tous les problèmes, instantanément. Tous les thérapeutes, tous les soignants, accompagnants ou aidants en sont là. Pour ce genre d'exploits de thaumaturge, il va me falloir encore beaucoup travailler. Et si la réincarnation existe, ce qu'à Dieu ne plaise, il va me falloir quelques vies.

En définitive, dans ce domaine précis qui nous concerne directement, si je veux résumer tout mon idéal. là où je vois enfin un semblant de réalisation, c'est d'avoir quelquefois le plaisir d'entendre des gens qui jusque là ne pouvaient que répéter : " jenemesenspasbien...", me dire enfin : "je suis bien dans ma peau".

C'est un moment de bonheur intense lorsque l'on a le privilège d'entendre ça, et de pouvoir se dire que l'on y est pour quelque chose. Il compense tous les échecs - tout le monde peut en avoir, mais ça ne console pas. Il fait oublier toutes les déceptions, tous ceux qu'on aurait pu aider mais qui n'ont pas suivi par peur ou manque de confiance dans l'inconnu, dans les autres et en eux-mêmes, ou parce qu'ils ont trouvé qu'il était trop dur ou trop aléatoire ou insécurisant d'aller plonger le nez dans sa propre Ombre.

Il s'agit d'une prise en charge personnelle. Le praticien qui plonge au plus profond d'un Etre, même si sa part de travail comprend une réharmonisation énergétique qui va ouvrir des portes jusque-là bloquées, facilitant ainsi le processus d'évolution, ne peut guérir : il ne peut être qu'un accompagnant. Pourquoi ce terme au participe présent ? Parce que nous participons, et nous sommes présents. C'est un jeu de mots facile, mais il exprime justement une présence en équipe avec vous pour vous aider à accomplir votre part de travail. Il ne s'agit pas ici de jouer le rôle d'une sorte de Deus ex Machina qui va vous porter sur ses épaules, d'un papa qui va vous donner tout cuit et sans effort, un résultat prédigéré, standard, absolu, un miracle.

Il n'y a pas de miracle. Il n'y a qu'un travail d'équipe. Que pensez-vous qu'il arriverait si, après avoir exposé toute l'origine, si lointaine soit-elle, et le cheminement, si complexe, de votre problème, je ne vous poussais pas tout doucement à appliquer vous-même les mesures nécessaires à la résolution de chaque "couche" du cursus pathologique, ce qui, à terme, vous permet de vous débarrasser du pattern ancestral, de ce schéma, qui, inlassablement répété de génération en génération, cause les blocages successifs qui auraient dû, à partir d'un seuil quantique audelà de toute acceptabilité, provoquer des pathologies psychiques ou organiques absolument irrattrapables ?

Reprenez le schéma des résonances cité plus haut, et que pensez-vous qu'il arriverait, si les sujets victimes de relations perturbées par des phénomènes de résonances ne suivaient pas le programme que je leur suggère d'exécuter ?

1. Analyse énergétique pour détecter le "virus informatique" qui, à partir de stimuli normaux, déclenche des réponses aberrantes.

2. Elimination énergétique de cette déviation.

3. Travail personnel pour éliminer le pattern.

4. Travail en groupe (en couple) pour apprendre à s'entendre et à parler le même langage sans se taper dessus, sans être sourd à l'autre. Autrement dit, aller à la rencontre de soi-même pour être sûr de rencontrer l'autre, s'accepter et s'aimer pour pouvoir, ensuite, offrir et recevoir ce même contact qu'on aura trouvé en soi.

Que croyez-vous que chacun de nous doit faire, s'il veut s'en sortir, au lieu d'en être sorti passivement, au lieu de demander à une tierce personne d'exercer son Pouvoir sur lui, au risque de devoir se soumettre, ensuite, à son Vouloir ? C'est sa liberté qui est en cause. En cherchant à fuir la douleur inhérente à sa responsabilité, à sa prise en charge par soi-même, au cheminement exaltant et décourageant de l'accouchement de soi-même, il fuit sa liberté. Il accroît l'autorité sur lui de ceux qui vont lui dire qui il doit être. Ne laissez personne faire ça. N'écoutez personne.

Ecoutez-vous, reconnaissez-vous, acceptez-vous et devenez vous. Ca coûte cher, c'est dur, et les autres risquent de ne pas trop aimer le changement qui vous fait changer d'orbite et sortir de leur attraction. A vous de voir. Vous avez le choix. Il est douloureux, mais il est la première liberté. La privation de liberté est encore bien plus douloureuse. Alors, choisissez le choix...

Si tu préfères n'être qu'un numéro, bardé de papiers et étiquettes diverses pour avoir le droit d'exister, si tu préfères n'être qu'un assujetti social déresponsabilisé et infantilisé, rien de plus simple, rentre dans le rang, laisse-toi faire, le jour où, au fond d'un lit, tu auras le plus besoin d'amour, de contact, de reconnaissance en qualité d'être humain, d'aide pour te sortir du marasme, tu auras droit à l'appellation contrôlée de "syndrome de Tartempion", avec un beau numéro de dossier et un traitement standard qui ne tiendra compte ni de ta douleur, ni de ta peur, ni de ta personnalité. Grand bien te fasse. Ta solution, c'est le développement personnel, ta prise en charge par toi-même, l'épanouissement de tes potentialités. Lorsque tu effectues le saut quantique de prise de conscience, tu rencontres alors d'autres individus semblables à toi, et, les uns avec les autres, connections d'individualités dans une même synergie, vous pouvez éviter peu à peu à l'humanité de devenir une termitière sans âme. Pouvoir c'est Vouloir. En cette époque d'assistés, je dirais même d'assujettis, le travail personnel est difficile à faire admettre. C'est qu'il comporte une remise en question plus ou moins profonde, qui peut changer le rapport à soi-même, aux autres, à l'univers. C'est précisément ce rapport-là qui est le moyeu du couple bien-être/mal-être. Mais aller se remettre en question ! moi ? Ego ? Mais je vais très bien, c'est, le monde extérieur qui est non conforme, c'est l'autre qui doit changer ! Enfin, dis !

Mes collègues et moi prenons maintenant l'habitude de faire écrire à la personne, après l'analyse et la réharmonisation, toutes nos conclusions. Si, dans de nombreux cas, elle est venue en confiance pour trouver sa solution, et suit sans contester mais en pleine et entière responsabilité nos indications et propositions, se prenant en charge et avançant, il n'en demeure pas moins que certains viennent nous voir dans un tout autre esprit, habitués qu'ils sont à être pris en charge, déresponsabilisés, et surtout à ne voir que leur symptôme et sa sanction purement matérielle et instrumentale : j'ai mal au genou -ou à l'épaule-, j'ai des kystes - il faut s'occuper de mon genou, de mon épaule, de mes kystes. Il est vrai que ce n'est souvent pas facile de plonger en soi, et que la cristallisation sur le symptôme est une fuite comme une autre, surtout si on a été éduqué des années dans ce paradigme de découpage organique.

De plus, il se produit ici un phénomène constaté : je dis une longue phrase dans une langue étrangère, et je vous demande de la répéter mot pour mot, je vous parie que même après l'avoir apprise par coeur, sa répétition exacte vous sera impossible à brève échéance. C'est absolument pareil lorsque je vous fais entrer de but en blanc dans un domaine aussi inhabituel que l'énergétique, où un symptôme appartement à un domaine A est provoqué par une cause d'un domaine B, engendrée elle-même par le domaine C, provoqué par A, provoqué par D... C'est, à la fois, trop nouveau et trop complexe pour être assimilé d'un seul coup, alors que des professionnels ont eux-mêmes besoin d'un temps d'adaptation pour bien en saisir toutes les implications. C'est pourquoi nous faisons tout écrire, en expliquant certaines grandes lignes.

Le problème est que certains ne veulent pas entendre certaines choses. Leur symptôme leur sert de bandeau sur les yeux pour ne pas voir ce qui, derrière, doit être remanié, remis en question, et tous les moyens de fuite leur seront bons. Niant, parce que ça n'entre pas dans leur logique de «déjà vu» prouvé scientifiquement, toute validité à notre méthode décidément trop magique pour eux, ils exigent paradoxalement de nous un pouvoir de guérison instantanée et totale, parce qu'ils ne veulent pas se confronter à leur responsabilité, à leur nécessaire prise en charge personnelle de se soigner et de se guérir.

Combien sont-ils, ceux qui reprochent à leur accompagnant ou leur thérapeute de ne pas leur avoir réglé d'un coup de baguette magique un problème vieux de 20 ans?

Combien sont-ils, ceux qui déclarent ne plus pouvoir continuer dans l'état où ils sont, ne plus pouvoir vivre ainsi, et qui poussent les hauts cris, refusent les contraintes, les remises en question profondes qui s'imposent dans pareil cas, et partent en claquant la porte dès lors même qu'il faut bouger ? Ceux qui pratiquent le tourisme thérapeutique, ne s'arrêtant chez un soignant quel qu'il soit que tant que celui-ci leur donne raison et se montre complaisant ? Ensuite de quoi, ils reviennent au premier, et celui-ci doit réparer en plus, le temps perdu et les éventuelles bêtises qui ont pu être commises.

Combien sont-ils, ces parents, qui, las de talocher leurs enfants agités ("comment ai-je pu avoir un gamin pareil - ce n'est pas possible - je me demande à qui il ressemble") vont les amener chez un accompagnant, un thérapeute, un médecin, un énergéticien, pour " le " miracle sans effort, et vont le retirer au moment où une amélioration commence à suivre, parce que c'est précisément là qu'ils se voient obligés de se remettre en question eux-mêmes dans leur toute-puissance et leur sagesse infinie de parents, dans leur ego de petit humain ? Parce que ça bouscule leur petit confort, leur certitude d'être des parents idéaux, affligés d'un gamin qui ne leur ressemble pas, et qu'ils préfèrent que toute la famille continue à vivre dans des conflits, amertumes, déceptions, plutôt que de se rendre compte que c'est eux qu'il faut soigner en premier.

Combien sont-ils, ceux qui, parce qu'ils ont tout compris, et mieux que tout le monde, refusent d'aller mettre le nez dans leur Ombre, notre m... intérieure, parce que ça pue et ça fait mal, et préfèrent continuer de souffrir et faire souffrir les autres? cette Ombre si souvent occultée dans un monde où «tout le monde il veut être beau, tout le monde il veut être gentil», et qui, pourtant, fait intégralement partie de nous.

Dans ces cas-là, la complaisance, fausse gentillesse et politesse sucrée ou doucereuse, ce rond de jambes, cette révérence courtisane n'est pas de mise. Pour aider quelqu'un, pour le mener au-delà de soi-même, pour le remettre en harmonie avec tout ce qui l'entoure, j'estime qu'il faut avoir le courage de ses opinions, quitte à les exprimer de manière un peu carrée comme je le fais ici. C'est parce qu'il s'agit, crénom de nom, de la peau de quelqu'un, de sa vie, de son devenir, du devenir des générations qui vont le suivre, et que l'indignation est de mise quand on le voit, du fait d'un système rigide, inadapté ou d'un entourage avide de pouvoir, passer à côté de sa chance de s'en sortir, par faiblesse, orgueil, ignorance, ou désinformation de la part de ceux-là mêmes qui prétendent vouloir son bien ! C'est parce que j'aime profondément, inconditionnellement, avec indulgence en fait : t'accepter et t'aimer tel que tu es, avec de sublimes qualités, d'horribles défauts, une pulsion de Vie, c'est-à-dire de mouvement, de changement, d'évolution, implique précisément de ne rien te passer, de t'empêcher de fuir le face-à-face avec toi-même, mais en te laissant ta liberté, en sachant te dire la vérité pleine et entière tout en te laissant le choix d'en faire ce que tu veux. Mais simplement te dire la vérité et étaler devant toi toute la panoplie des outils que tu peux utiliser pour faire ta démarche personnelle, qui en fait ne regarde que toi, te donner le coup de pouce dans les moments difficiles ou en cas de rechute, voilà un sacré travail d'équipe que j'aime faire avec toi.

Battre le mal de vitesse...

L'inertie de la matière est énorme. Elle se traîne loin en arrière, tandis que l'esprit a tout soupesé, reconnu, intégré. Je suis très souvent confronté, lorsque j'explique aux gens leur mécanisme et les grains de sable qui le coincent, à la réponse suivante : "Tout ceci est vrai, mais j'ai déjà travaillé dessus. Comment se fait-il que ce soit encore là ?"

Dans cette réponse, il y a une profonde angoisse : j'ai travaillé sur moi, longtemps et patiemment. Ce fut dur dans tous les domaines : il a fallu que je remette en question ma façon de voir et d'agir, mon travail, mes amitiés et mes amours en ont subi le contrecoup.

J'ai dû lâcher prise dans de nombreux domaines, en baver des ronds de chapeau, aller gratter mes blessures intérieures et donc les raviver et en souffrir, vivre, en somme, mille morts pour accéder à autant de renaissances. Bref, entre les divers investissements en temps, argent, douleur et souffrance intérieure, je peux dire que j'ai sacrément payé de ma personne. Et tout ce que j'ai fait serait inutile ? Des cochonneries que j'ai tout fait pour éliminer sont encore là ?

Mon travail n'aurait-il servi à rien ?

Stop. Si, il a servi. Le fait que vos cellules se souviennent de vos souffrances ne veut aucunement dire que cette mémoire peut reprendre toute son activité pathogène. Il est de fait que, si vous êtes venu demander conseil, c'est qu'il y a encore certains problèmes qui coincent aux entournures. Donc, même si vous avez tout résolu dans votre cheminement personnel, votre corps manifeste encore un certain désarroi.

Ceci peut s'expliquer, et la plus belle phrase qui puisse le faire n'est pas de moi, mais d'Ermeline, à qui ces pages sont dédiées.

Cette jeune femme d'une immense qualité s'est un jour proposée comme sujet de démonstration lors d'un séminaire ouvert au public. Devant ce sourire, ce regard calme et cette tranquillité émanant d'elle, cette joie de vivre évidente, j'eus une moue dubitative, pensant que, pour mieux démontrer la méthode, il était sans doute préférable d'avoir un "gros cas" bien plein de problèmes. Elle insista. Je cédai. Bien m'en prit ! L'examen se révéla richissime. A mesure que j'égrenais tout ce que je rencontrais, Ermeline me le confirmait. La réharmonisation fut spectaculaire, la jeune femme mit un bon quart d'heure à récupérer, le temps d'une pause-café.

A la reprise, la question ne tarda pas. Quelques personnes présentes connaissaient bien Ermeline : thérapeute de valeur, formée à la psychosynthèse et ayant fait un chemin considérable, comment se faisait-il qu'elle ait encore tout ça ? Comme je commençais un longue explication technique, choisissant laborieusement mes mots pour être clair, c'est Emerline qui répondit :

"Rien d'étonnant ! J'ai résolu mes problèmes, mais mon corps ne le sait pas encore !"

Merci à elle. Après une si belle phrase, il n'y a plus rien à ajouter. Ce qui se conçoit bien s'exprime clairement, disait le poète. Je n'ai aucun scrupule à utiliser désormais cette phrase : elle fait mieux comprendre que les plus grands discours que le corps a besoin de son temps d'intégration pour apprendre que "ça y est, c'est fini, résolu, il faut maintenant se donner le droit à la vie".

Tel est aussi le cas de Claire, qualifiée en psychosynthèse, professionnelle de Relation d'Aide depuis des années, qui a fait un parcours considérable et a énormément évolué depuis que je la connais. La revoyant pour un simple contrôle, je trouve encore l'information d'un troisième çakra postérieur emballé sur sa propre fréquence et portant information d'une utilisation excessive du mental dans la lignée paternelle, engrammée dans une cicatrice de la paroi abdominale. Cette ligne de lecture rend compte des causes d'une tendance au stress par non-reconnaissance, difficulté à s'exprimer, d'un emballement du premier çakra et de la corticosurrénale (Claire, bien qu'ayant fort minci, est d'un bon poids), et de problèmes ovariens. La série mentale en hyperactivité se retrouve au fond, répondant à l'information similaire à la surface. Ce type de disposition fond-surface signifie généralement que la personne a beaucoup travaillé sur elle, et «aligne» toutes ces informations en prélude à un bon débarras définitif. Son mental lui interdit encore d'exprimer ses émotions, résultat de sa bonne éducation. Claire émet la réflexion suivante : «Est-ce que ce sont des problèmes contre lesquels je ne peux rien, ou sont-ils en cours de résolution ?» - «Je les crois résolus dans ta tête, mais, (là, je paraphrase Ermeline) ton corps ne le sait pas encore.» La réponse de Claire est instantanée : «C'est tout-à-fait ça ! C'est tout-à-fait ce que je ressens, je suis au clair avec mes problèmes, mais j'ai l'impression que mon corps est une vraie charrette qu'il faut tirer derrière, qui n'a pas encore compris ça, et qu'il faut le forcer pour qu'il veuille bien bouger.» Sa sensation rejoint parfaitement les données de l'analyse.

La réharmonisation à tous les niveaux, y compris la cicatrice, semble faire un bon effet, et Claire a l'impression que son corps s'est allégé à tous points de vue. Elle a la sensation qu'il suit désormais.

Antoine, 35 ans, a eu un cancer du foie et de l'oesophage, qui a été opéré. Des adhérences probables provoquent d'importantes douleurs. Ca, je ne pense pas y pouvoir grand-chose. Les tests cancérométriques ont l'air clairs. La réaction aux rayons, trop forte, a motivé leur arrêt. Pas de chimiothérapie sur ce type de tumeur. Ceci pour la présentation, car ce n'est pas mon travail d'énergéticien, c'est un travail relevant exclusivement du médecin. Chacun son métier. Je ne guéris pas les cancers et n'y arriverai sans doute jamais.

Par contre, je lui explique d'emblée qu'il en est arrivé là à cause d'un cheminement pathologique progressif, très vraisemblablement de vieux fonctionnements qui, peu à peu, ont pesé d'un poids tellement lourd dans les archives que, soit la pression a été trop forte et a fait craquer sa structure, soit un fait déclenchant a servi de «big-bang», a fait exploser brutalement quelque chose qui ne demandait qu'à décompenser et attendait simplement l'instant propice.

De même qu'un organe, un système, une série ou un çakra peut en parasiter un autre, un monde peut en faire autant pour l'autre. Ici c'est le cas. Sans décrire par là même toutes les informations dont Antoine est porteur, elles sont nombreuses, je peux résumer : sur le plan affectif et sexuel, cet introverti majeur ne peut rien exprimer. Tout est refoulé, il garde tout en lui et s'interdit strictement la moindre expression de ses souffrances.

Il y a eu un point de départ qui a provoqué l'explosion, la rupture du «miroir», et l'intrusion dans son corps de lois d'un autre continuum. L'appareil digestif fait souvent les frais de ce genre de fonctionnement. Je trouve un troisième çakra bloqué à tous les étages de l'analyse, et il revient définitivement à l'extrême fond, à la racine du mal, porteur des informations suivantes :

* Mental hyperstructuré qui bloque volontairement l'expression des émotions.

* Education paternelle très rigide, responsable de ce mental (série PS).

* Interplan de PC : ce fonctionnement dure depuis des générations, profondément ancré.

* Ectoderme, le feuillet embryonnaire donnant notamment la peau.

Antoine possède en effet un certain nombre de cicatrices qui, d'après les réactions aux filtres, ont engrammé tous ces renseignements, et en particulier celui qui concerne la cause déclenchante : c'est la fréquence du sixième çakra postérieur, d'où ma question immédiate : «Avez-vous, à l'époque, ou peu de temps auparavant du déclenchement de votre cancer, eu un stress intense dans le domaine affectif impossible à exprimer ?» «Oui». Sans donner de détail, ce fut en effet assez rude, énorme même, et quand Antoine put résoudre le problème, il était trop tard.

Trop tard ? Sur le plan du cancer, de la tumeur, explosion déviée de ce qu'il ne pouvait exprimer autrement, oui. Bien sûr, il court un risque vital et peut à tout moment récidiver. Mais il peut, s'il en a le temps, casser un processus qui, avant lui, a fait souffrir en profondeur plusieurs générations, et qui, chez lui, a brutalement dépassé le seuil, le quantum au-delà duquel seule la maladie pouvait exister. Pour son évolution personnelle, même si son cancer le tue, il peut résoudre ce problème car je crois profondément que là ne s'arrête pas la vie, et que ce saut évolutif dans le bon sens ne peut en aucun cas être pure perte, que ses effets vont se faire sentir pour la suite que tous, croyants, athées, agnostiques, religieux ou matérialistes, pressentons tous. Et peut-être, si j'en crois des auteurs comme Richard Moss et Bernie Siegel, et de nombreux cas fort irritants pour la logique matérialiste rapportés par de nombreuses observations, peut-être un miracle corporel, tout aussi soudain que la catastrophe mais dirigé en sens inverse, peut-il se produire -qui sait ?-traduisant le saut quantique évolutif d'Antoine. Malgré notre fragilité, malgré le côté caduc de notre corps matériel, au-delà de la puissance de nos imaginaires et des conséquences néfastes qu'ils injectent dans le Réel, je crois que tout est possible, et qu'une profonde remise en question peut faire des miracles.

Je laisse à Antoine la conclusion de son histoire : «Si j'ai bien compris ce que vous me dites, les problèmes familiaux non résolus se sont accumulés pendant des générations, et c'est chez moi qu'ils ont dépassé la masse critique. En somme, il serait temps que j'apprenne à dire «m...» ! C'est exactement ça. Je souhaite que sa démarche de développement personnel batte de vitesse un symptôme potentiellement mortel. Mais cet homme va faire son chemin et c'est cela qui compte.

Nous ne pouvons pas vaincre ce genre de maladie sans nous appuyer sur la dimension psychique et spirituelle de l'Etre Humain. La faculté de s'aimer et se respecter, de pouvoir s'exprimer doit être développée si l'on veut que le «miracle» devienne possible.

...car le "miracle" peut prendre du temps...

Dans le cadre de l'Analyse-Réinformation Cellulaire, le travail va se faire en deux temps : la détection va servir à délimiter l'enchaînement du dysfonctionnement et à décrire avec précision la matrice qui, au fond, est responsable de la reproduction incessante des symptômes. Le deuxième temps va être de dire très exactement ce qu'elle est et comment elle fonctionne, par quel biais elle peut provoquer le retour des symptômes de surface qui gênent tant. La réharmonisation énergétique consécutive à l'examen va déjà «calmer» la décharge d'énergie, l'excitation qui, de proche en proche, va permettre à un çakra porteur de mémoire de plans altérés de "vider des poubelles" dans un autre. En somme, par la réharmonisation, je renvoie en quelque sorte la matrice à elle-même, en faisant passer son niveau énergétique en dessous du quantum indispensable pour exciter d'autres structures.

La deuxième partie, mon ami, vous appartient entièrement : je vais de nouveau employer une image, qui va mettre en parallèle un processus bien connu des systèmes de défense de notre corps physique : la neutralisation d'un antigène par un anticorps, avec un processus purement psychique, obtenu dans toute thérapie bien conduite. Cette parabole facile à comprendre pourra expliquer le processus par analogie. Lorsqu'un corps étranger, microbe ou autre, pénètre dans un organisme, il va provoquer un certain nombre de réactions. L'organisme va le reconnaître comme quelque chose qui ne devrait pas être là, qui peut perturber son équilibre, comme un intrus. Les systèmes de protection et de défense vont alors se mettre en oeuvre, et isoler l'intrus à l'aide de cellules ou de substances sécrétées par les cellules.

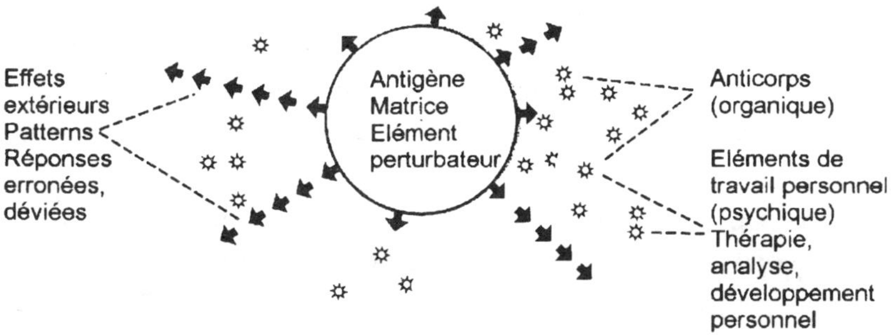

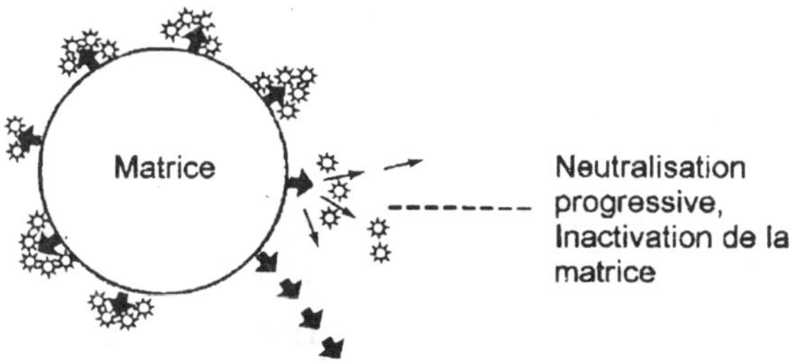

L'antigène (intrus) est neutralisé par un anticorps (défenseur) qui va venir se "calquer", se modeler sur lui, occupant et bouchant entièrement la partie active qui pouvait provoquer la pathologie, l'ensemble ainsi réalisé devenant absolument neutre et pouvant être évacué sans autre forme de procès. L'analogie à ce niveau devient simple : la matrice inconsciente, qu'elle soit personnelle ou qu'elle ait été léguée par les ancêtres, constitue un véritable corps étranger dans les mémoires, un "antigène psychique", contre lequel il va falloir fabriquer un "anticorps" afin de le neutraliser entièrement et de l'empêcher de nuire. C'est votre travail. C'est à vous, par votre démarche personnelle qui est uniquement de votre ressort et de celui de personne d'autre, que va s'accomplir le travail, en profitant des deux choses qu'a pu vous apporter l'Analyse-Réinformation Cellulaire : la connaissance parfaite, précise et ciblée du problème, d'une part, et d'autre part les moments de rémission qui vont vous laisser le temps, l'énergie et la force pour entreprendre certaines réactions de remise en question des schémas, qui, jusqu'à présent, empoisonnaient votre existence en vous empêchant d'aller vers ce que vous deviez vivre.

Exemple de Suzanne : cette jeune femme, traînant un lourd poids familial, fait d'éducation rigide et de tabous ancestraux bien ancrés dans les inconscients, subit en plus une agression sexuelle vers l'âge de 8 à 9 ans. Depuis, rien ne va plus : boulimique, elle se sent minable, incapable, et il est extrêmement attristant de voir cette fille, en fait surdouée, rater tout ce qu'elle entreprend, parce qu'elle reprend tout simplement à son compte les assertions, négatives à son égard, de son entourage. Elle est en psychothérapie depuis plus d'un an et en fait rien n'a avancé. L'Analyse-Réinformation Cellulaire montre un véritable chantier, où il y a tellement de choses à faire que je me demande vraiment par quel bout la prendre. A la troisième séance, un peu "sonnée" par l'énorme décharge énergétique qui s'est produite ce jour-là lors de la réharmonisation, elle part se reposer sans demander son reste. C'est seulement deux jours plus tard qu'elle me téléphonera pour me signaler qu'elle se sent beaucoup mieux, que ça a beaucoup bougé. Je lui explique alors, en termes très clair, qu'elle note soigneusement noir sur blanc, le mécanisme de son problème premier. Elle s'engage fermement à aller vite accélérer la psychothérapie, à profiter de l'occasion pour "foncer dans le trou". Ce qu'elle fait aussitôt. Absent plus de trois semaines, je la croise à mon retour sans la reconnaître tant elle a changé dans son comportement et même physiquement.

Elle avait le choix. Nous avons toujours le choix de neutraliser nos "antigènes antiliberté" en fabricant des "anticorps psychiques", ou de continuer à subir leurs effets néfastes en nous plaignant que, décidément, la vie, les gens, les choses, et Dieu le Père sont bien vaches à notre égard....

Quelques exemples

Thérapie qui tourne en rond

Voici un exemple typique de travail lourd et inutile sur des années, faute de savoir sur quel point précis appuyer.

Hubert travaille depuis au moins dix ans sur son mal-être profond. C'est un homme doux, gentil, affable, un grand costaud au coeur d'or, pour qui on ne peut qu'éprouver de la sympathie. Mais on ressent une vague gêne en sa présence, comme si, dans son intérieur, le coeur n'y était pas. Et pourtant il y est. Mais Hubert a peur, de tout et de tout le monde. Son angoisse permanente est palpable, omniprésente jusque dans ce qu'il fait.

Il a essayé dans un véritable parcours du combattant toutes les formes de psychothérapie possibles et imaginables. «Et, dit-il, j'ai l'impression de tourner depuis dix ans autour de mon nombril.» Cent fois les mêmes questions ont été remises sur le tapis, les mêmes histoires répétées, rien ne semble avoir bougé : besoin affectif gigantesque, insatiable, fascination-répulsion pour son père, sa mère, sa femme, incommunication avec ses enfants, et cette angoisse étouffante, permanente, le jour, la nuit, au travail, cette peur du vide, cette solitude...

Après déblaiement de tous les éléments témoignant de ce mal-être, je tombe tout droit sur un problème métabolique : fonctionnement faible de la surrénale qui bloque par rebonds successifs tous les çakras : 7e en particulier, très bloqué ainsi que le 5e : problème majeur de communication, toutes ses perceptions sont atteintes et déforment les signaux venus de l'extérieur. Lorsqu'il veut s'exprimer, ça ne passe pas, il n'est pas entendu. Le 3e çakra est en blocage total du fait de l'impossibilité d'exprimer ses émotions, avec les conséquences viscérales qu'on peut imaginer : colite, tendance à l'ulcère gastroduodénal, spasmes, maldigestions.

Et tout ceci à cause d'un premier çakra «vidé», «à plat». Pourquoi ? Parce qu'il y a eu problème in utéro. Pourquoi ? Parce qu'il y a eu : un accident de la mère, qui a provoqué une mobilisation de toutes les défenses dans un processus de lutte pour récupérer du choc non seulement physique mais aussi émotif, aggravé par le souci majeur de l'état de son mari, qu'elle a cru perdre dans ces circonstances. Par chance, il n'y eut aucune incidence sur la grossesse. Voire! Celui qui allait être plus tard Hubert a été programmé coupé de la mère, préoccupé par le lien au père, et apeuré.

Diagnostic fait et vérifié dans ses moindres détails, Hubert a appuyé sur ce ressort secret en thérapie. Les progrès, sans être fulgurants, sont dès lors devenus sensibles, ça avance enfin, et c'est bien la première fois, après tant de travail inutile, que notre ami voit qu'il existe un bout au tunnel.

Ce genre de cas n'est pas rare. J'en fournis beaucoup d'exemples, car nous vivons une époque où les circonstances favorisant les incidents suffisamment violents pour provoquer la coupure in utéro entre mère et enfant sont légion : accidents, traumatismes certes, mais aussi des conditions de vie de plus en plus éprouvantes et incompatibles avec la sérénité que nécessite la fabrication d'un être en programmation, en devenir, bref, les résultats du «progrès», de la «civilisation».

Rien ne se perd, mais tout peut se créer

Paola, 21 ans et sa mère Line, 58 ans, permettent de constater cette conservation entre générations de la mémoire cellulaire, transmise dans l'imaginaire. Pour une matrice, c'est une matrice.

Line se présente au premier abord comme une saturnienne typique. Elle ne me passe rien : questions précises, incisives, sans aucune part faite au hasard. J'ai l'impression d'être devant un jury d'examen. Heureusement que mes réponses sont aussi précises que ses questions, car notre rencontre chez un ami commun débouche sur une demande de rendez-vous, et bien lui en prend : Line n'est pas du tout en bon état. Pas de maladie, non. Plutôt un mal-être, une collection de petites misères et comportements inadaptés quotidiens. Quatre séances suffiront chez cette personne active, volontaire, déterminée.

Mais ce qui frappe, dès la première séance, c'est l'indication que quelque chose s'est passé in utéro, avec une inflexion mentale. Line me confirme que sa mère ne voulait pas d'elle, et a tenté ce qui, à l'époque, ne s'appelait pas encore pudiquement IVG mais, plus brutalement, avortement : elle refusait l'enfant d'un homme avec qui elle ne pouvait s'entendre.

La deuxième séance montre chez Line un besoin affectif non satisfait et une incommunication avec tout individu de sexe masculin - à mettre en parallèle avec ce que ressentait sa mère. Cette particularité persiste jusqu'à la dernière séance, et indique la nécessité d'une démarche personnelle.

Paola : après la grand-mère et la mère, la fille. D'emblée, citons ses problèmes hormonaux, dus à une faiblesse du fonctionnement de l'axe épiphyse-hypophyse :

blocage majeur du 7e çakra. Effectivement, ses relations avec les hommes sont très houleuses, elle court sans jamais être satisfaite. Le comportement de cette jeune femme est fondamentalement autodestructeur dans tous les domaines. Et pour cause, imprimée au coeur de ses cellules existe une mémoire in utéro : les éléments posés sur le 1er çakra indiquent que, pendant sa grossesse, Line a développé un sentiment de révolte, de non-acceptation d'une situation obligatoire et en conséquence un processus inconscient d'auto-destruction.

Nous avons là la combinaison d'une matrice nouvelle avec un vieux pattern inter-génération. La matrice créée chez Paola vient renforcer, potentialiser la tendance déjà existante dans les générations précédentes à reproduire le même cheminement, les mêmes circonstances : l'incompréhension, la non-communication avec l'homme fausse l'image de ce dernier, induisant automatiquement un mauvais choix, donc un refus de la relation et de ce qui peut en découler, la conception d'un enfant. Les matrices se surajoutant au fil des générations aggravent le cas, jusqu'à l'explosion d'un mal-être tel qu'il ne peut, à terme, que déboucher sur une vraie pathologie bien constituée : la maladie.

Je m'exprime comme je peux...

L'adorable petite Aurélie, suite à une varicelle, porte d'affreuses cicatrices violacées sur le visage et le corps et une otite devenue chronique : l'oreille gauche coule sans arrêt. Lorsqu'on me la présente, au premier abord, elle a des problèmes de communication, c'est évident. Introvertie, terriblement apeurée, elle hurle dès qu'on la touche : elle est marquée par ses passages à l'hôpital. Tendance énorme au stress, hyperémotivité, et au fond de l'investigation, Mistinguette a une énorme fragilité de tous ses systèmes de défense, le premier çakra et le troisième postérieur sont incriminés, et portent une information de pattern ancestral de la lignée paternelle (PC) d'émotivité (interplan émotionnel), ne pouvant s'exprimer autrement que par l'ectoderme : à la moindre émotion, cette petite fille traduit par la peau son mal-être. Il ne me faut pas longtemps pour retrouver ce qui s'est passé : peu avant cette varicelle, une situation extrêmement tendue et durable qui explose tout d'un coup, un choc émotionnel et Mistouflette a traduit comme elle pouvait le choc ressenti. A notre troisième entrevue, soit deux mois après la première, la plupart des cicatrices se sont fortement atténuées, certaines ont même disparu, toutes sont décolorées. Quant au comportement d'Aurélie, il a changé du tout au tout.

Voici maintenant l'histoire d'un petit garçon qui vient nous voir pour son état général, envoyé par son physiothérapeute. Il a des douleurs aux articulations. Là, c'est la galère : ce bon jeune homme me trimbale littéralement d'une manière inouïe, tant ses inconscients sont épouvantablement puissants. J'ai les plus grandes difficultés à poser le bon filtre au bon endroit. Ce n'est pas qu'il s'agite, non, il est, en surface, très coopérant. Mais, détectant un çakra anormal, un filtre semblant convenir y est posé, les tests se normalisent, et sont de nouveau déviés trente secondes plus tard. Eh oui ! Ca répond à une question qui m'est souvent posée : «Est-ce que le mental peut influer ?» -Oui, parfaitement. Si le praticien impose le sien il risque de modifier les résultats, mais pas pour longtemps, et il prend un retour de bâton énergétique. Tout le sens de notre entraînement est justement d'éviter ce genre d'erreur qui, je le précise, n'est pas préjudiciable à la personne examinée, fort heureusement. Mais le sien peut influer aussi. Ici, c'est le cas. C'est l'horreur. Il faut que nous soyons deux ou trois pour examiner ce petit, pour «faire le poids». Cette réaction démesurée des inconscients tient à un mécanisme d'autodestruction dû à une sortie, une poussée énorme de la série

PC. Si les effets néfastes portent sur les articulations, il n'a cependant rien de particulier comparé aux autres problèmes du genre présentés dans cet ouvrage. Mon propos est ici de montrer qu'une puissance mentale exagérée peut parfaitement provoquer de grosses difficultés et des erreurs, malgré l'objectivité des filtres qui, eux, n'ont absolument aucun état d'âme.

Nicole vient demander conseil pour des problèmes d'angoisses. Effectivement, elle mentalise trop et a aussi des problèmes métaboliques. Ces derniers sous-tendus par des problèmes psychoaffectifs et sexuels, avec la classique impossibilité à exprimer ses émotions; surtout dans ce domaine. Ces informations, contenues sur des çakras tournant en rond sur leur propre fréquence, ce qui signifie qu'elles sont réactivées au moindre choc, sont en fait nourries et entretenues par un pattern ancestral de la lignée maternelle (série MC) où, manifestement, perdure cette introversion dont souffre Nicole. Comme bien souvent en pareil cas, profondément refoulées et ne pouvant pas s'exprimer autrement, ces informations provoquent une déformation somatique. En l'occurrence, celle du pied, en blocage, devant, sous peine d'échec, faire l'objet d'un traitement spécifique, ce qui va présenter l'avantage de redresser toutes les structures corporelles intervenant dans les arrêts d'énergie qui, eux, provoquent les troubles métaboliques. Reprenons plus schématiquement : pattern ancestral, dans la lignée de la mère d'impossibilité, d'exprimer les émotions. Celui-ci, déclenché par autre chose : une cicatrice qui a engrammé la mémoire de ce fonctionnement. Son traitement va libérer toutes ces énergies : pendant deux à trois jours, Nicole connaît une exacerbation de tous ses symptômes. C'est l'abcès qui crève, suivi d'un soulagement notable du signal d'alarme : l'angoisse. Ici, nous avons été confrontés à un système de tiroirs : un problème physique (cicatrice) engramme une information psychique qui provoque un trouble métabolique, entraînant à son tour des problèmes physiques qui redonnent en surface un cinéma mental générateur de problèmes émotionnels traduits par l'angoisse.

Je donne plus loin la clé de cette "mise en mémoire" de certaines informations pathologiques dans les tissus cicatriciels. Si je préfère en traiter à part, c'est en raison de l'importance prise par certains outils d'urgence dérivés de la méthode.

La démarche personnelle, la prise en charge de la personne elle-même peut prendre toutes les formes. Tout dépend de ce que nous trouvons. Je peux diriger sur n'importe quelle catégorie de praticiens : médecin, chirurgien, naturopathe, psychothérapeute, ostéopathe, selon les cas, ou conseiller des débouchés qui n'ont rien à voir avec une manoeuvre thérapeutique quelconque : Michel ne se sentait pas bien dans ce qu'il faisait, des années de psychanalyse n'y avaient rien changé et sa vie ressemblait à un vrai tunnel. Il est transformé depuis qu'il a effectué la démarche la plus simple du monde : à cinquante ans passés, il s'est donné les moyens de repartir à zéro dans un métier dont il avait toujours rêvé. Il a rajeuni de dix ans, il respire, il entreprend avec enthousiasme des foules de choses, il plaisante, il rit, il vit. Il était temps.

Georges Brassens disait : "Sans technique, un don n'est rien qu'une sale manie." Mais sans don de soi, une technique ne constitue qu'une bien pauvre mécanique. Et la première chose que j'apprends à mes élèves, le premier travail que je les incite à faire est de connaître leurs limites : ayant entre les mains un outil qui sait indiquer avec précision ce qui convient le mieux à la personne, je leur apprends à faire ce qu'ils peuvent et ont le droit de faire eux-mêmes, et de passer la main à la personne compétente dans le domaine où eux ne le sont pas.

Chapitre 4

ALLEGRO MOLTO APPASSIONATO

Les petits outils sortis de la boîte

The sorrow that has no vent in tears
makes other organs weep.
Quand le chagrin ne trouve pas d'issue
dans les larmes, ce sont d'autres organes
qui pleurent.
Henry Maudsley

Il m'est arrivé la chose la plus drôle que puisse vivre un globaliste, attaché à avoir une vision holistique de l'Etre Humain, prenant en compte son corps, son esprit et son environnement : la méthode totale d'Analyse-Réinformation a fait des petits!

C'est logique, sa fécondité n'est plus à démontrer. Mais, tout de même...

L'année scolaire 1992-93 a été, pour mes élèves et moi, une fête permanente, faite de bouleversements, remises en question, découvertes nouvelles. Et le niveau technique atteint a permis de remanier complètement et l'enseignement, et la pratique.

Au départ, la réflexion qui m'était le plus souvent faite par des néophytes désireux de s'instruire était: "C'est long.

C'est impressionnant. C'est énorme". Et la grosse crainte qui transparaissait dans ces mots était la suivante : investir deux ans de sa vie et le prix du cours complet, sans savoir si on allait pouvoir arriver au bout, si on serait doué, si on saurait effectivement pratiquer, est absolument effrayant, je dois le reconnaître, surtout lorsqu'il s'agit de quelque chose de totalement nouveau, inconnu jusqu'alors.

Et, grâce à des élèves pratiquant certaines méthodes, une transformation commença à s'opérer. De toutes provenances, il y avait parmi eux des podologues, des staturologues, des ostéopathes, des réflexologues autant que des psychothérapeutes de toutes tendances et -pourquoi pas ?- des médecins. Tous soupiraient ardemment après des applications simplifiées pouvant directement s'adapter à ce qu'ils pratiquaient déjà.

En pareil cas, il faut prendre une méthode agricole. Le choix est simple : ou bien on utilise le sécateur pour faire des bouts de méthode, des bonsaïs, autrement des petites ficelles sans portée holistique -et ceci va à l'encontre de tout ce que j'ai tenté de construire-, ou bien on soigne la plante au mieux afin de la faire bourgeonner, ce qui est le meilleur principe pour obtenir des fruits.

Premier bourgeon : la staturologie

J'avais depuis longtemps constaté que le corps ne souffre pas n'importe comment ni n'importe où. A un problème de fond précis répond une douleur dans un organe précis. Les blocages douloureux les plus caractéristiques de cet état de fait sont ceux des vertèbres. Un long travail d'observation m'avait déjà permis de dégager toutes les significations et implications psychosomatiques de chacune d'entre elles, grâce à l'aide de mes amis ostéopathes, et le repérage fréquentiel me permettait une détection quasi-instantanée de la vertèbre source de tous les autres blocages.

Toujours basée sur des apports extérieurs appris et de nombreuses observations qui venaient les compléter; voire les modifier, mon interprétation des pathologies vertébrales a fait faire de grands progrès à la méthode globale. Chaque vertèbre étant, à l'état normal, affectée d'une des fréquences de base déjà men-tionnées pour les çakras, les phénomènes de parasitage (également nommés plus haut "vidage des poubelles") existent aussi à ce niveau : ce n'est pas forcément celle qui fait mal qu'il faut traiter.

Pour bien comprendre ce qui se passe, reprenons, sur un homme vu de dos, le schéma de la ligne médiane, avec, à gauche, le Réel Imaginaire, à droite, le Réel Trivial.

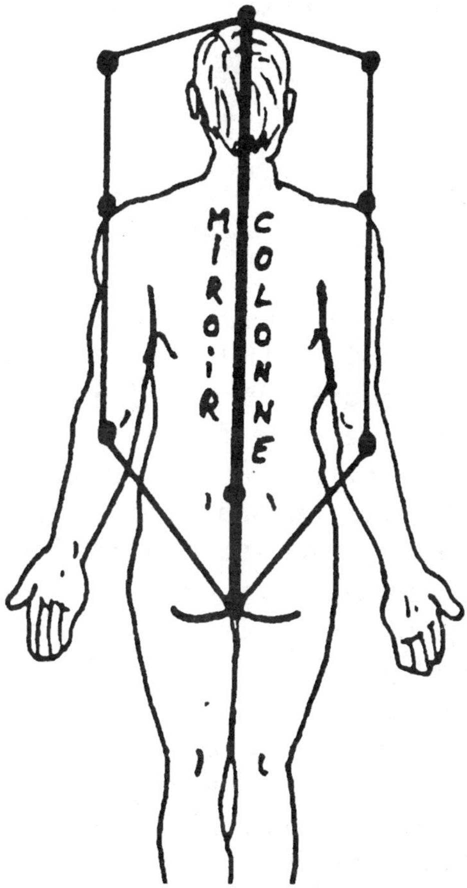

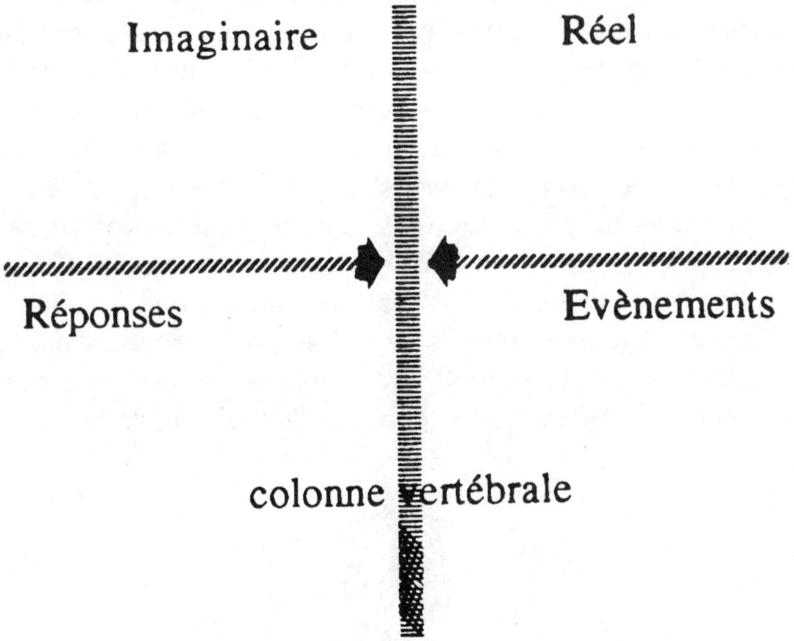

Systèmes action-réaction équilibrés

Reportons-nous maintenant à ce que je disais tantôt sur la souffrance produite par le conflit entre un événement et une matrice ou information pathologique contenue dans nos archives. Elle va, cette douleur de déchirement, de tiraillement, se produire à l'interface exacte des deux informations, sur la ligne médiane. Pas besoin de trente-six explications pour voir que sur le corps elle est représentée par la colonne vertébrale. Un schéma le dit fort clairement.

Le repérage de la vertèbre "source" ne présente aucune difficulté, non plus que la correction. Quant à l'interprétation, elle est aisée : nous "pompons" sur la liste que nous gardons à portée de la main, en vertu du principe que je demande toujours à mes élèves d'appliquer, qui veut qu'apprendre par coeur ferme l'esprit et empêche de faire du nouveau. Il est rare que la personne examinée ne nous confirme pas ces précisions. Tout blocage vertébral nous donne une mine de renseignements dans le domaine psychosomatique.

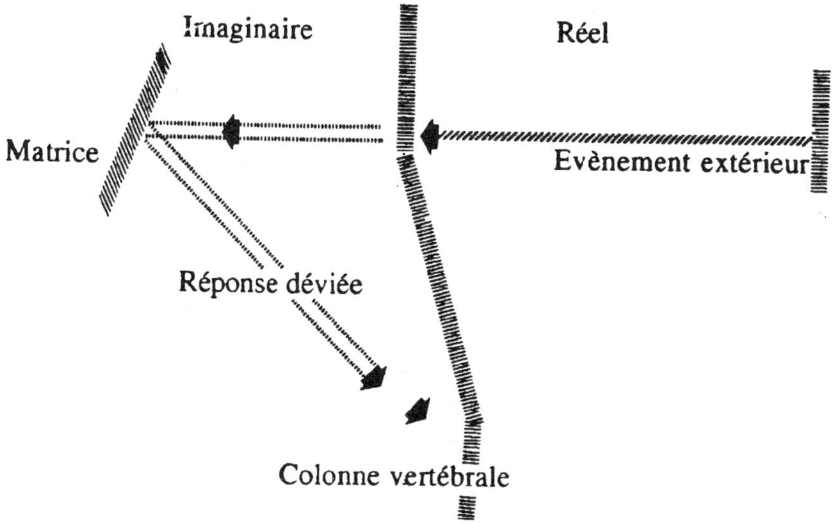

Le soulagement est immédiat. Réflexion de Catherine et Daniel, ostéopathes avec qui il m'arrive souvent d'examiner des cas : "Au moins, on ne perd pas de temps. Directement à la cause!" De fait, j'élimine tout ce qui pouvait les gêner et les obliger à un examen long et à des séries de corrections dans une approche progressive.

Mais il restait cependant de nombreux problèmes de récidives inexpliquées. Ce furent les staturologues qui m'apportèrent la solution : ils partent du principe que lorsque notre base, le pied, est faussée, tout ce qu'il y a au-dessus va essayer de compenser ce déséquilibre pour restituer une stature à peu près droite et des axes visuels juxtaposés horizontalement. Ces adaptations, ces distorsions peuvent faire très mal : la colonne vertébrale n'est pas faite pour fonctionner en pas de vis.

L'image qui me vient lorsque j'explique cela est celle

de la Tour Eiffel : tordez-lui un pied et revenez me dire si elle peut rester droite. Non. Et elle, elle en a quatre.

De plus, si la colonne vertébrale représente la ligne médiane du corps entre Réel Trivial et Réel Imaginaire, si elle est, de ce fait, soumise en tant que frontière, aux conflits conscient / inconscient, il faut savoir que les pieds, placés l'un côté Yin l'autre côté Yang, vont être le lieu de traduction corporelle de conflits profondément refoulés ou enfouis depuis des générations au fond des inconscients, et qui ne peuvent plus s'exprimer autrement.

Cette distorsion à la base entraîne ou aggrave celle de tout le reste de la structure : les genoux, les hanches et le bassin compensent la mauvaise position des pieds, les vertèbres en font tout autant, aggravent ainsi leurs propres blocages dûs à d'autres conflits plus actuels.

Quels sont les motifs de la déformation d'un pied ?

* un parent «manquant» : absent ou indifférent. Ce manque, profondément ressenti par l'enfant, provoque l'affaissement de la voûte plantaire. Un exemple précis ne voudrait rien dire ici. C'est plutôt une statistique sur de nombreux cas qui permet cette affirmation.

* des matrices ancestrales donc profondément refoulées dans le tréfonds des inconscients. Tout ce qui est non-dit, non expliqué quelle qu'en soit la raison, ressort dans le corps.

* un problème aigü peut, sans déformer le pied, le mettre en blocage soudain, lorsqu'un incident affectif violent sidère l'individu. Ici, je peux fournir un cas exemplaire : une collaboratrice arrive un jour au travail dans un état catastrophique : crispée, anxieuse, dépressive, la larme à l'oeil et raide de la tête aux pieds. Comme elle pleurnichait au lieu de travailler, descendant de mon nuage, je m'enquis de son problème. Elle ne comprenait absolument pas pourquoi elle se trouvait dans cet état. L'examinant, je trouve (bel exemple de combinaison de grilles de lecture) un cinquième çakra en blocage, avec la série fréquentielle PS et

celle de l'émotionnel, et l'indication, sur le pavillon auriculaire, d'un blocage des pieds, le tout parasité par la fréquence spécifique du troisième çakra antérieur : impossibilité absolue d'exprimer un choc émotionnel soigneusement refoulé, dans lequel est impliqué un sujet de sexe masculin (PS). Le traitement énergétique terminé, elle est toujours crispée, les vertèbres dorsales douloureuses et les cervicales bloquées. J'examine alors ses pieds : le pied droit est bloqué, ce qui correspond à la série PS impliquée ici. Je le manipule en douceur, et tout se débloque, je dis bien tout ensemble, et mon amie fond enfin en larmes. Les Grandes Eaux de Versailles ! Cette catharsis dure un quart d'heure. Je lui pose alors la question : «As-tu un problème avec ton mari?» - Non.» C'est seulement le lendemain qu'elle retrouve un incident très violent avec celui-ci, plusieurs jours auparavant, avec voies de fait, et que, "prenant sur elle" comme on dit, elle avait décidé d'oublier, le refoulant soigneusement. Je suis pour la paix des ménages...

Cet incident montre que tout, même les signaux les plus éloignés du premier degré d'observation, doit être pris en compte pour comprendre la genèse d'un trouble. Absolument tout.

C'est ici qu'il est possible de mesurer l'extraordinaire faculté d'adaptation et l'ouverture de l'Analyse-Réinformation Cellulaire : au cours d'une session d'été en Suisse, ayant à examiner quelques cas où les blocages des pieds apparaissaient comme cause déclenchante ou un facteur favorisant extrêmement important du déséquilibre de la personne, en même temps qu'un révélateur de ses conflits profonds, je regardais travailler mes staturologues. Ils utilisaient à cette époque-là des semelles qui permettaient, dans une certaine mesure, de redresser la stature. Les résultats, pas mauvais du tout, n'atteignaient cependant que 70 à 80% de normalisation des tests. C'est alors que j'eus l'idée, grâce aux filtres d'Analyse-Réinformation Cellulaire, de détecter sous le pied le point précis du blocage, et d'y coller, sans avoir recours à aucune semelle ou autre objet encombrant obligeant à chausser une pointure supplémentaire, des mini-filtres fréquentiels analogues à ceux que j'utilisais. Le résultat fut spectaculaire : 100% de correction. Depuis ils arrivent dans leur simple spécialité à des résultats impressionnants. Je livre ici leurs impressions :

- «Cette nouvelle technique, cette amélioration de ce que je pratiquais auparavant a amené des résultats spectaculaires dans toutes les douleurs en général, dans les douleurs dorsales des gens, dans les douleurs articulaires, dans les migraines et même dans les vertiges, pourtant généralement très difficiles à éliminer. La façon dont on travaille en podologie maintenant est supérieure à ce que l'on faisait avant.»

- «Je peux confirmer ce qu'il vient de dire, je suis absolument d'accord, mais ce que je pourrais dire éventuellement en plus est qu'il y a un grand bienfait psychologique pour le patient qui autrefois ne savait pas pourquoi il avait ces douleurs, maintenant il les comprend. Ceci lui rend un contrôle sur son fonctionnement qui permet de les éliminer plus facilement. Les semelles avec lesquelles nous travaillions auparavant nous amenaient une correction posturale partielle, nous étions obligés de pratiquer une correction de l'axe visuel qui était dévié par compensation, par une divergence ou une hypoconvergence, et actuellement, en plaçant ces petits filtres sous le pied, nous arrivons instantanément à une correction totale, y compris de l'axe visuel. Je suis beaucoup plus sûr dans le diagnostic et le traitement de mes patients. Quand je travaillais en podologie pure comme je le faisais auparavant, j'avais seulement 80 à 85% de sécurité et d'espérance de résultat. J'ai l'impression qu'actuellement, avec le recul dont je dispose, j'arrive à couvrir 100%. Le jour où tu nous as "pondu" cette méthode, ça m'a ouvert un nouvel horizon que je ne soupçonnais même pas, et n'aurais pas pu imaginer auparavant. Ce que j'ai ressenti, c'est que la méthode ancienne n'avait pas évolué, qu'elle était appelée à être dépassée, et l'évolution est venue à temps. D'avoir maintenant les deux choses ensemble, podologie et Analyse-Réinformation Cellulaire, c'est fabuleux. Ce que je trouve le plus extraordinaire, c'est ce ressenti d'une sécurité totale.»

Deuxième bourgeon : les foyers

Définition : un foyer est le lieu d'une surproduction d'une certaine fréquence qui finit par envahir d'autres organes, provoquant leur mauvais fonctionnement. C'est encore le fameux "parasitage", le "vidage des poubelles".

Une simple image suffit à comprendre : avez-vous essayé de faire fonctionner correctement une voiture marchant au super avec de l'essence sans plomb ou du gasoil ? Un organe fonctionnant normalement avec une fréquence X ne peut en aucun cas donner son plein rendement avec une fréquence Y. Il va bien falloir qu'il manifeste son désaccord par des troubles divers. Ce fut toujours grâce à mes staturologues que je découvris ce point particulier et pus ainsi l'étendre, en tant que notion fondamentale, à tous types de structures. Mais commençons par le commencement : ils étaient souvent obligés, afin d'obtenir une correction à 100%, de traiter des cicatrices qui, manifestement, renvoyaient indéfiniment un signal pathologique aux structures déjà corrigées.

Quand on travaille avec une technique de lecture de la mémoire cellulaire, ce genre de notion déclenche la tempête sous un crâne. Il est inutile de retracer les étapes du travail de recherche qui s'ensuivit, tirons-en plutôt la quintessence : je crois pouvoir dire aujourd'hui que tout tissu jeune, en phase de croissance rapide, met en mémoire tout ce qui se produit en cours de sa constitution, qu'il soit cicatrice, tumeur ou foetus. Ces deux derniers expliqueraient bien des choses, mais limitons-nous aux cicatrices, en citant quelques exemples.

Démonstration publique à Paris. Sur la sellette, Michel, qui souffre de blocages vertébraux douloureux avec de sévères limitations des mouvements à plusieurs étages et surtout au niveau des vertèbres cervicales. Les tests classiques montrent d'importantes anomalies staturales. J'effectue toutes les corrections classiques, il y a une nette amélioration mais très incomplète, et je pense alors, bien sûr, à une cicatrice. La seule qu'il avoue est celle de l'ombilic. En cherchant bien, je découvre un foyer au niveau de la hanche droite : un vieil hématome qui ne s'est jamais complètement résorbé. Je traite : résultat spectaculaire. Les tests sont normalisés, les vertèbres dorsales et lombaires qui, à l'oeil nu, présentaient des attitudes scoliotiques semblent droites, les contractures musculaires ont disparu, les cervicales sont mobiles. Mieux encore : Michel verbalise. La fréquence de fond, les vertèbres foyers, tout aboutissait à une notion de problème affectif non résolu, non accepté. Il me le confirme très largement; il vivait ça à l'époque où l'hématome s'est formé.

Un autre exemple est celui de Monique. La correction de la stature n'amène aucune amélioration, bien au contraire : les réseaux sous les pieds déstabilisent complètement ce qui jusqu'alors, n'était qu'un trouble discret des tests. Une cicatrice d'épisiotomie est corrigée, les tests deviennent 100% normaux. Il est remarquable de noter que la fréquence "parasite" est celle correspondant aux problèmes hormonaux qui n'ont cessé de croître depuis son accouchement. Souvent, ces déséquilibres s'accompagnent d'un état dépressif, le "baby-blue", qui va durer quelques jours ou plus chez les jeunes mamans. Mais, tout en écrivant ces lignes, je me rappelle le cas de cette dame qui, depuis deux ans, n'en était jamais sortie : la cicatrice d'épisiotomie avait "engrammé", mis en mémoire le baby-blue et renvoyait sans cesse l'information. Mon élève dont elle était cliente, corrigea la cicatrice et fit cesser en quelques jours cet état dépressif.

Impressionnant. Quand je le raconte, les sceptiques se lèvent. Il suffit de venir voir.

Une de mes patientes dut être opérée d'une grossesse extra-utérine. Elle vint me voir après. En deux séances d'Analyse-Réinformation, elle se sentait beaucoup mieux, mais...il y avait encore des choses qui clochaient, encore une sensation de très vague mal-être et des douleurs lombaires. En fin de deuxième séance, axée sur une fréquence disant clairement qu'elle était encore touchée affectivement par l'opération et ses circonstances, j'essaie de corriger la cicatrice. Eh bien, tintin ! J'ai beau m'escrimer, la fuite d'énergie à ce niveau récidive de plus belle ! J'ai alors l'idée de coller dessus un des réseaux normalement utilisés pour la correction des pieds, et ça marche. Tout se normalise, et la jeune femme me dit : "J'ai l'impression que tout mon chagrin, ma sensation de perte, de viol par intrusion dans mon corps, d'amputation s'est rassemblée en une boule qui est sortie et partie très loin !"

Il est difficile, tant qu'on n'a pas vu, touché du doigt et vérifié, d'imaginer les résultats d'une simple correction de cicatrice.

Un foyer peut se trouver dans le corps physique mais aussi dans le corps énergétique. J'en ai déjà parlé plus haut. Mais ça, je préfère le montrer. Il faut le voir pour le croire. Aucune magie là-dedans, ça s'apprend, comme le reste.

Deuxième bourgeon bis : le Corps Energétique

J'avais promis d'en reparler. Le revoici. Pourquoi "deuxième bis" ? Pour une raison simple, qui tient à la manière dont mes élèves, collaborateurs et moi évoluons. Des corrections de foyers, pourtant bien conduites techniquement, s'avéraient décevantes : le parasitage récidivait quelques minutes après la correction, recréant les blocages, défauts de stature, effets psychiques...Nous ne comprenions pas. Une de mes élèves, Claudine, eut l'idée de chercher dans le corps énergétique et obtint, à distance du corps physique, des rebonds du pouls spectaculaires. "Tiens, il y a des fantômes". Le terme nous plut. Ce fut le début de l'épopée "Ghostbusters" remaniée à la sauce énergétique. Nous ne fumes pas longs à nous apercevoir qu'en réharmonisant, dans de nombreux cas, au niveau de ces "fantômes" jusqu'à normalisation complète des réactions du pouls, nous aboutissions à une correction complète du foyer physique ! Il y avait donc création de foyers matériels à partir de foyers imaginaires, impalpables, inclus dans le corps énergétique, dans les archives lointaines, inconscientes, peut-être depuis des générations !

Ca va loin. C'est le moins qu'on puisse dire. Dans un autre chapitre, j'évoquais la possibilité de proliférations ou de dégénérescences cellulaires dues aux conflits entre ce que vit la cellule et ce que comportent ses archives. Imaginons maintenant que dans ces mêmes archives, à l'échelle du corps tout entier, existe une matrice qui, sans relâche, envoie au corps physique son information pathologique. On corrige au niveau somatique, et l'onde psi renvoie l'information. On recorrige le somatique. L'onde psi renvoie l'information ! Ce jeu de ping-pong peut durer indéfiniment.

Philippe, père d'un de mes élèves, vient me voir en catastrophe, douloureux de la tête aux pieds. Son fils a effectué une correction, mais la récidive s'est produite dans la journée. Je corrige ce que je trouve. Bon résultat, mais de peu de durée. Grâce à un nouveau filtre très performant, j'arrive à détecter, parmi une invraisemblable collection de "fantômes", le bon, celui qui semble être à la base de tout. Résultat immédiat, et, cette fois, pas de récidive. J'ai pu, de ce fait, en raison de la localisation de cette matrice inconsciente face à une vertèbre dorsale, décrire à Philippe le conflit qu'il vivait et refoulait, et lui donner une amorce de conduite à tenir qui lui a permis de réagir comme il convenait.

Ce n'était pas bien grave. Le cas de Sandro fut bien pire : opéré d'une tumeur, il souffrait toujours de la région opérée, et particulièrement de la cicatrice. L'examinant en démonstration devant les élèves, je dénichai un "fantôme" dont la réharmonisation supprima tous les symptômes : l'information pathologique qui avait fini par causer la tumeur existait toujours, et était sans cesse renvoyée par une matrice inconsciente. Gratter sans cesse un grain de beauté peut, à la longue, créer un mélanome malin, type de cancer effroyable par sa rapidité. Cette image du grattage répété fait comprendre comment une matrice qui revient "gratter" toujours le même endroit peut, à la longue, provoquer des lésions sérieuses dans la matière.

1) Stade "psychosomatique". Une matrice, porteuse d'une "mémoire parasite", envoie une information déviée, erronée, pathologique au corps physique, dont les souffrances n'ont aucun fondement organique visible.

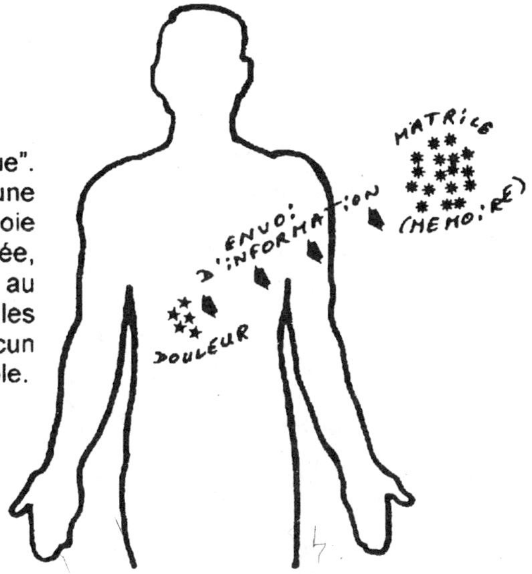

2) Stade "inflammatoire". L'information pathologique, au-delà d'un certain laps de temps ou au-dessus d'un certain seuil d'intensité, dérègle le métabolisme cellulaire. Des fonctionnements anormaux peuvent apparaître : réactions inflammatoires, examens biologiques perturbés sans explication évidente.

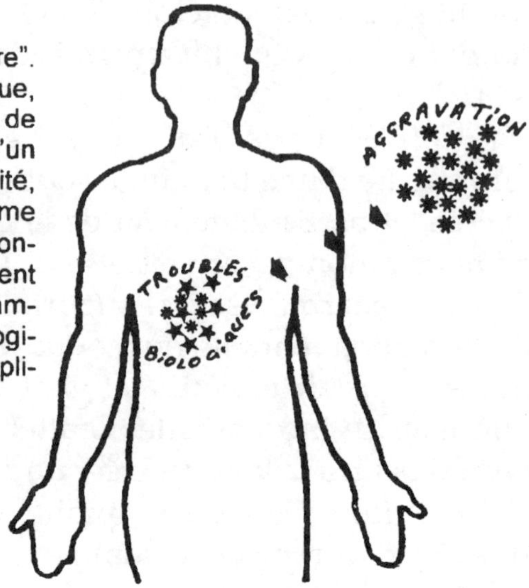

3) Stade "lésionnel", en deux étapes :

- (1) réversible, où tout est encore possible pour rattraper les choses. L'énergéticien peut intervenir avec succès, à la condition expresse de ne pas rejeter d'autres possibilités thérapeutiques qui s'avéreraient utiles.

- 2) irréversible : la lésion, de par sa gravité, sa diffusion rapide (cancer...) ou son ancienneté, ne relève plus de l'énergétique, désormais dépassée. Ici, on ne plaisante pas ! S'il faut opérer, on doit le faire. L'énergétique devient alors un bon complément pour éviter des suites désagréables.

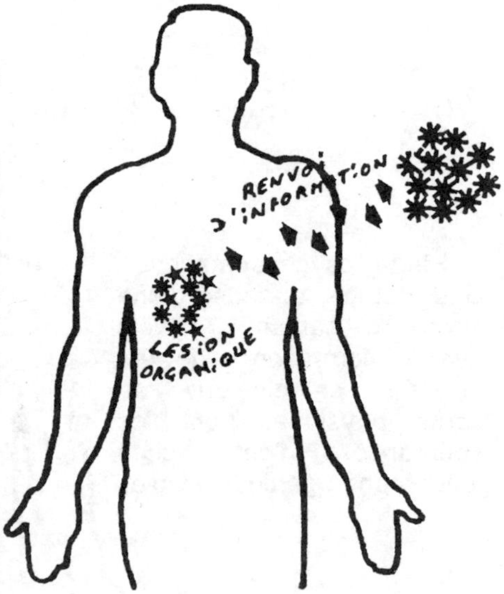

N.B. Ne nous arrêtons pas à la notion de lésions organiques. Raisonnons en termes d'imaginaire et de réel, en ne perdant pas de vue que le psychisme aussi, émotionnel ou mental, connaît les mêmes stades.

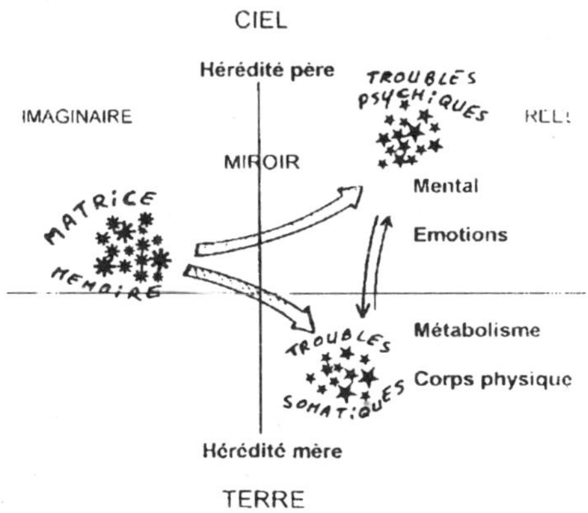

L'éclosion des autres bourgeons

Ils sont ni plus ni moins que le développement indépendant des piliers de la méthode générale. Il est désormais possible d'agir séparément sur les çakras, pour aider à passer un cap ou apporter un petit plus à un traitement relevant d'une autre discipline.

Leur étude, la fréquence parasite qui les bloque, connaissant leurs territoires de tutelle physique, fonctionnel, psychique, permet d'établir des liens précis entre différents symptômes, et d'éviter parfois d'entreprendre un traitement mal adapté car trop symptomatique. Pris seuls, ils constituent un outil de portée peut-être plus limitée que les autres, mais leur connaissance est indispensable à la formation complète.

Un autre bourgeon est la possibilité de détection et de correction rapide des méridiens. Il n'est, bien sûr, pas question d'apprendre l'acupuncture en deux leçons ni de se prendre pour un grand acupuncteur par cette méthode. Il ne faut pas rêver. Il ne s'agit d'ailleurs pas de ça. Mais il est extrêmement important de comprendre que, si nous corrigeons une fausse information archivée dans un foyer, une vertèbre ou un point vital, nous libérons, de ce fait, une quantité d'énergie qui va devoir circuler sans buter contre des obstacles. Et c'est le rôle des méridiens d'assurer cette dynamique de circulation de l'énergie, qui porte à ce moment-là deux informations : correction du "faux programme" perturbateur et réinformation du "programme de base".

Deux choses, dans les enseignements que j'ai suivis il y a fort longtemps, m'ont toujours fort gêné : les acupuncteurs qui refusent toute validité à d'autres concepts et méthodes, et les énergéticiens qui, pratiquant une autre méthode plus "moderne" ou plus personnelle, ricanent d'un air suffisant lorsqu'on parle d'acupuncture devant eux. Flûte ! Ceux qui l'ont inventée vivaient dans des palais quand nos ancêtres grelottaient dans des cavernes. Et - faut-il le répéter sur tous les tons de la gamme ?- tout est complémentaire. Les résultats de la réharmonisation en Analyse-Réinformation Cellulaire sont bien plus rapides et passent mieux en douceur depuis que j'ai trouvé le moyen d'intégrer à la méthode une correction des méridiens.

Le petit outil, la méthode "rapide" de détection et de correction fréquentielle du point d'acupuncture ne saurait se comparer au travail minutieux des maîtres, mais elle donne de beaux résultats, et son utilisation permet, autant dans les autres petits outils que dans le grand, d'aller plus vite et plus sûrement au résultat. Pourquoi s'en priver ?

Confidence : je m'amuse beaucoup lorsque je montre ça à des acupuncteurs qui, bien entendu, examinent et vérifient avant et après, lorsqu'ils voient à quelle vitesse et par quels moyens peuvent s'effectuer détection et correction. Avec résultat positif, c'est évident, pourquoi le dire ?

Quy est une de mes élèves les plus assidues et douées. Déjà docteur en médecine, pratiquant l'acupuncture lorsque je l'ai connue, montrant beaucoup de brio dans cette délicate discipline, elle sentait qu'il lui manquait quelque chose, malgré une synthèse plus que réussie entre son origine asiatique et son éducation européenne. Une première formation, aux temps héroïques où l'Analyse-Réinformation Cellulaire ne faisait que pointer le bout du nez, se cherchait et balbutiait, lui permit un progrès spectaculaire : à trente-cinq ans, elle avait la stature professionnelle d'un vieux maître blanchi sous le harnais. Rassurez-vous, elle fait très jeune.

Elle put, dès cette époque, confirmer ce que j'avais pressenti : ma technique ne pouvait - et ne peut toujours pas - remplacer l'acupuncture, pour les raisons exposées plus haut de complémentarité entre information statique et régularisation dynamique de l'énergie. De plus, elles ne se situent pas toutes les deux sur le même plan de fonctionnement. Mais par contre, quel plaisir et quelle facilité pour l'acupuncteur qui pratique juste après, et voit son efficacité décuplée tout en divisant le travail par dix.

Un bourgeon très utile : grâce à la détection rapide de la fréquence déviée et aux tests de vérification, il est possible d'indiquer avec précision et rapidement le ou les remèdes individualisés adaptés à la personne : simillimum homéopathique, à la dilution optimale, oligoélément indispensable (un seul, s'il vous plaît), huile essentielle, fleur de Bach, sel de Schuessler, etc... A condition d'avoir, tout de même, de solides notions de ces disciplines, pour vérifier qu'on ne s'est pas planté. Sinon, prière de s'abstenir. Il est également possible de détecter un danger d'incompatibilité ou d'effet secondaire, pour en assurer la contre-indication et la correction, d'établir une synergie de remèdes ou d'en étudier une séquence logique en levant des barrages successifs.

Il est certain qu'en tant que "petit outil", cette détection va moins en profondeur que lorsqu'elle est faite à la fin d'une séance complète d'Analyse-Réinformation Cellulaire. Dans ce dernier cas, on détecte vraiment un remède de fond, de terrain, dont l'action va purger puissamment l'organisme.

Mais on ne peut que mesurer l'utilité du "bourgeon" lorsqu'il suffit d'intervenir pour aider simplement un organisme à éliminer, lever des barrages créés par les intoxications en tout genre dont nous sommes friands.

A l'heure où j'écris ceci, je suis en train d'étudier tous les recoupements pouvant exister entre toutes les zones-réflexes, aidé par mes élèves, nouveaux et anciens confondus. Savez-vous qu'en fait, nous sommes un véritable "empilement" de zones- réflexes ? Que toutes ont une caractéristique : elles sont toutes en trois phases ? Trois cartographies différentes permettant d'établir un rapport entre trois organes, trois fonctions, trois composantes de l'Etre Humain que rien, en apparence, ne relie ?

Ce bourgeon-là est plus que prometteur pour les réflexologues. Suite au prochain numéro...

Les bourgeons font des branches...

...car chaque branche peut être pratiquée séparément. C'est un énorme progrès.

Comme je l'évoquais en tête de chapitre, les personnes intéressées par la formation avaient des moments de panique devant son apparente énormité. Apparente seulement. Mais il est vrai que, sur deux ans de formation, la pratique ne commençait à prendre tournure qu'au bout de sept à huit mois et qu'en attendant, les thérapeutes devaient continuer leur train-train habituel en brûlant d'impatience d'arriver au bout. Encore fallait-il qu'à ce moment-là ils intègrent l'Analyse-Réinformation avec ce qu'ils savaient déjà. Ce n'était pas forcément facile.

Les bourgeons devenus branches nous ont changé la vie. Quelqu'un qui désire pratiquer une seule de ces facettes se retrouve, en deux week-ends, détenteur d'un outil pratique et immédiatement applicable. Il peut s'en tenir là. Il peut aussi continuer, d'autant plus aisément que le matériel de base très simple est strictement le même pour toutes ces disciplines. Et là, se passe un phénomène intéressant : non seulement l'élève, bénéficiant de l'expérience pratique des modules qu'il utilise déjà, a de plus en plus de facilité à apprendre les autres, mais en plus il est obligé de réviser son mode de calcul : classiquement, 1 + 1 = 2. Ici, 1 + 1 = 11. Chaque nouvelle branche acquise décuple les possibilités des précédentes.

Et, quand il a bien pratiqué toutes les branches, la méthode générale d'Analyse-Réinformation n'est plus qu'une formalité : il y arrive avec, déjà, une expérience solide, il sait déjà tout faire, et n'a plus qu'à s'habituer au protocole global. Ca fait : un élève sûr de lui, expérimenté et sans stress - et un formateur heureux et pas fatigué.

C'est bien. Ca permet aux cours de se passer dans une ambiance saine et amusante. Ca nous change du bourrage de crâne.

Les branches donnent un arbre...

On court toujours le risque, lors d'une telle diversification, d'assister à un éclatement en diverses spécialités devenant par la suite autant d'écoles, de tours d'ivoire s'ignorant entre elles. La méthode totale est arrivée à un tel degré de cohérence et de globalisation que toutes ces branches, bien au contraire, se confortent les unes les autres dans une harmonie parfaite. Bien sûr, dans un enseignement, cet état de fait peut provoquer des redites. Mais pour enfoncer un clou, il est bon de donner régulièrement le même coup de marteau. Lorsqu'on utilise une branche seule en surface, sur une pathologie restreinte, c'est déjà bien. Il faut bien savoir cependant qu'à la fin de l'examen général d'Analyse-Réinformation Cellulaire, nous sommes amenés, de par la nature de la cause profonde, à utiliser une branche spécifique, mais, cette fois, au fond, sur la cause. L'habitude et l'aisance dues à la pratique des outils séparés font que ceux-ci ne sont pas plus difficiles à utiliser à ce niveau qu'au premier degré. Imaginez simplement l'impact qu'ils ont à cette profondeur.

Un bon dessin valant mieux que toutes les descriptions, je me suis amusé à schématiser ce que ça donne dans la réalité. Ca fait ressortir la logique de la démarche et montre mieux toutes les ouvertures d'une méthode qui se veut, et entend rester un outil au service de tous ceux qui, à différents niveaux, entendent faire de leur mieux pour assurer un service compétent techniquement, et en même temps humain et plein d'amour à ceux qui se confient entre leurs mains.

Je me suis aussi amusé à mettre en parallèle les caractéristiques de la méthode et les avantages qui en découlent. Outre son ouverture sur tous les modes thérapeutiques, qui permet d'indiquer avec précision à la personne ce qui lui convient, elle réalise la synthèse de toutes les approches et sensibilités en les respectant, prenant dans chacune l'élément important qui ouvre aux autres de nouvelles dimensions. C'est logique, j'ai étudié cinq médecines pour trouver leurs liens et la mettre au point. C'est quand je mentionne ça que je vois les gens se prendre la tête à deux mains et me dire d'un air désespéré : "Alors il va falloir que j'apprenne cinq médecines ?" Contresens, mon cher. Ce n'est précisément pas la peine, puisque la synthèse est déjà faite... Chacun son boulot. Celui-là, c'était le mien.

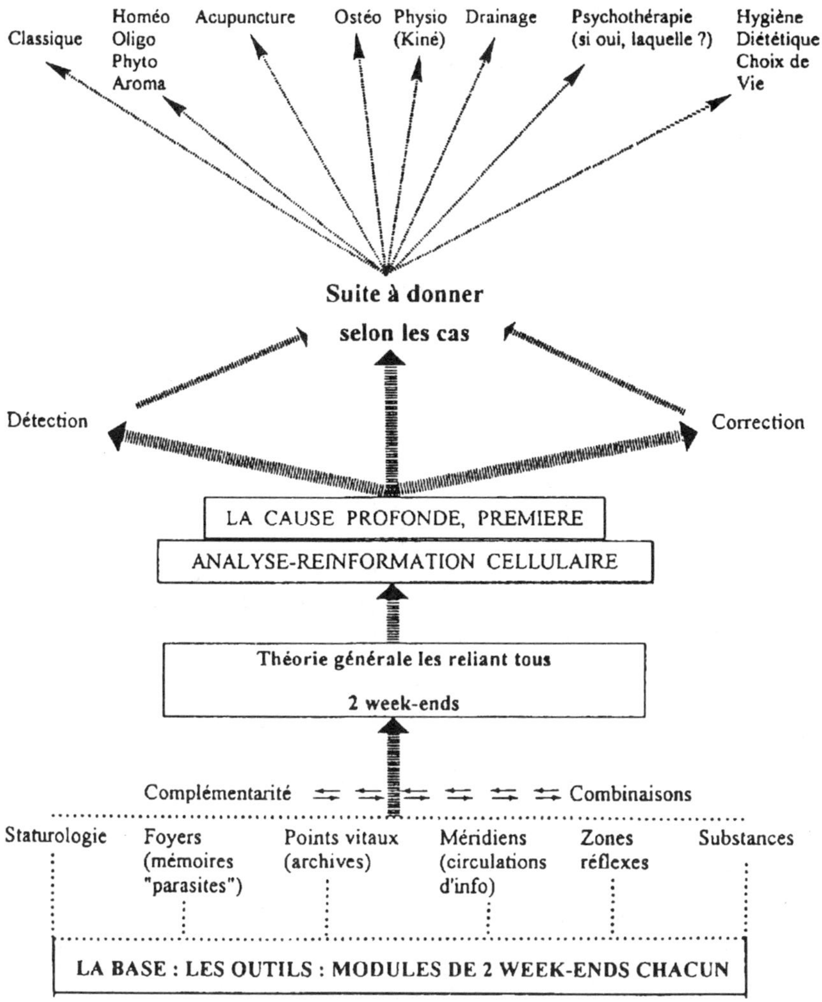
Classique
Homéo
Oligo
Phyto
Aroma
Acupuncture
Ostéo
Physio
(Kiné)
Drainage
Psychothérapie
(si oui, laquelle ?)
Hygiène
Diététique
Choix de
Vie
Suite à donner
selon les cas
Détection
Correction
LA CAUSE PROFONDE, PREMIERE
ANALYSE-REINFORMATION CELLULAIRE
Théorie générale les reliant tous
2 week-ends
Complémentarité
Combinaisons
Staturologie
Foyers
(mémoires
"parasites")
Points vitaux
(archives)
Méridiens
(circulations
d'info)
Zones
réflexes
Substances
LA BASE : LES OUTILS : MODULES DE 2 WEEK-ENDS CHACUN

Apprendre aux autres...

Quand l'ignorant et l'homme ordinaire
n'ont rien à t'apprendre, que cherches-tu
à apprendre d'un maître ?
Lao Tseu

Je suis tellement conscient que si je donne des directives, sans expliquer les tenants et les aboutissants de ce que je demande au patient de faire pour lui-même, il va finir par renâcler au bout d'un certain temps, et aura entièrement raison. Je me mets à sa place, il a envie de comprendre. Et si le travail de l'accompagnant ne se limitait pas simplement à ces deux choses : libérer l'énergie, et donner des directives de travail ? S'il consistait également à informer, voire à instruire, en donnant avec simplicité, c'est-à-dire avec des mots de tous les jours, les grandes lignes non seulement d'un mauvais fonctionnement mais aussi d'un bon, tout comme celles du processus de transformation et de tous les outils qui lui sont nécessaires ? C'est ce que je fais depuis des années, avec un bon résultat, permettant ainsi à ceux qui m'écoutent de suivre toutes les phases de leur traitement en y participant activement, parce qu'ils comprennent enfin ce qu'on leur fait, ce qu'ils se font, et que toutes ces manoeuvres si mystérieuses au premier abord deviennent pour eux d'une clarté et d'une logique qui peut arriver à transformer profondément leur vie.

A la limite, on devrait apprendre cela aux enfants à l'école. C'est peut-être en fait la partie la plus folle de mon rêve, une utopie que je chéris et chouchoute. Donner à des enfants, dès le départ de leur vie, une vision holistique de l'Homme et de l'Univers dont il fait partie, dont il est une composante, une note, un instrument. Un instrument qui peut parfois détonner dans la Symphonie Universelle, faire des couacs, mais qu'il est si facile de raccorder dès lors que l'on veut se donner la peine de connaître son fonctionnement et les causes de son décalage. Leur apprendre à être en harmonie totale avec eux-mêmes, les autres et l'univers tout entier. C'est la définition même du bien-être. Rêve pas si impossible que ça, les enfants sont beaucoup plus neufs que nous adultes, et si ce qu'on leur dit est vrai, la résonance, le "coup du diapason" dans leurs inconscients le leur fait accepter tout simplement.

Il n'y a pas que chez les enfants, que ce "coup du diapason" a lieu. Il faut voir comme, dans mes groupes de formation, le remue-ménage qui s'ensuit fait monter le niveau d'énergie du groupe. Les élèves participent non pas seulement à une simple formation, mais à une formation - transformation. C'est absolument merveilleux. Lorsque j'évoque ce domaine, j'ai régulièrement droit aux mêmes questions : «Mais qui sont justement tes élèves ?» «Faut-il être qualifié pour apprendre, et si oui, en quoi ?, est-ce réservé aux médecins ? Est-ce réservé aux thérapeutes ? En serais-je capable ? J'aimerais bien mais je n'ai pas un grand niveau d'instruction...» Autre question importante : "Pourquoi te démarques-tu de la médecine ?" C'est celle-ci qui me permet de répondre aux autres. Ce ne sont pas les qualifications ou la surabondance des diplômes qui comptent, mais les qualités de coeur, l'ouverture à tout assortie d'un esprit critique toujours en alerte. Ceci réclame, de toute façon, un travail sur soi, un cheminement personnel, une remise en question permanente. Je me suis même rendu compte depuis quelque temps de l'impact énorme de la formation sur des personnes en démarche de développement personnel, qui venaient structurer avec moi les acquis des sessions de formation en psychosynthèse ou tout autre apprentissage de ce type. Si je me démarque de la médecine, et je tiens à insister fortement sur ce point, c'est parce que l'Analyse-Réinformation Cellulaire n'est pas, ne saurait être, et ne prétend pas être une méthode de diagnostic et de traitement médical. Elle est une grille de lecture du fonctionnement de l'être humain, de l'enchaînement des déviations qui altèrent ce fonctionnement, elle a été créée à l'usage de tous ceux qui sont des accompagnants en relation d'aide, du plus humble au plus diplômé, qu'il accompagne des mourants ou qu'il soit psychothérapeute, qu'il soit masseur, physiothérapeute, ostéopathe, médecin classique ou "différent", et comme je n'ai aucune envie de me fatiguer à rédiger un vrai catalogue de tous ceux qui pourraient en bénéficier (cela ressemblerait trop vite à un argumentaire de vente dont je perçois mal la place ici), je préfère laisser la parole à mes élèves eux-mêmes. Ce que je leur ai demandé de faire partager en les interviewant, ce n'est pas ce qu'ils apprennent, mais leur ressenti. Petit détail : ils ont tous été pris à froid, au débotté, et je ne me permets que de rendre lisible ce qu'ils ont exprimé au dictaphone, sans rien changer.

Marie-Hélène, 35 ans, psychologue clinicienne en psychologie dynamique, actuellement en formation d'Analyse-Réinformation Cellulaire :

"Ce qui m'a poussée à m'intéresser à cet outil ? C'est une approche qui me semble, mieux qu'aucune autre, rejoindre tous les plans de l'être humain et aller plus loin, d'ailleurs, que toutes les autres que je connaisse. Je viens d'effectuer le premier module, celui de base, obligatoire pour comprendre d'emblée les suivants, et j'en ai retenu des connaissances générales, holistiques, incluant l'être humain et l'univers.»

- Question : Tu viens de commencer le deuxième module traitant des çakras. A froid, comme ça, que ressens-tu ? Je veux dire par là, comment places-tu ta spécialité, la psychologie dynamique, par rapport ou dans l'Analyse-Réinformation Cellulaire, ou même cet outil au sein de la psychologie clinique ?»

MH. : J'ai l'impression que je peux aller beaucoup plus vite et plus loin, et qu'un examen d'Analyse-Réinformation Cellulaire apporte des dimensions qui auraient peut-être mis des années pour être découvertes en psychologie clinique traditionnelle. Pas seulement ça, j'ai l'impression que ton outil fait découvrir des dimensions qui n'auraient même pas été abordées, et ce, instantanément! Elle touche des plans auxquels on ne touche pas en psychologie, et c'est là la beauté, l'émerveillement, la fascination de cette approche (NDA : c'est trop, n'en jetez plus!). J'ai l'impression que, par cet outil, je sens maintenant le rapport entre psycho et somatique. Toute discipline qui ne s'oriente que vers un aspect de l'être humain est incomplète, insuffisante, hors de l'espace et du temps. J'ai toujours souhaité m'orienter vers une discipline qui intégrerait différents plans. Pour moi, il est évident que l'on ne peut aborder l'être humain sous un seul angle. Ce que j'ai constaté dans les séances pratiques auxquelles j'ai assisté, c'est le rattachement incessant, par des enchaînements extrêmement logiques, de dysfonctions psychiques et somatiques. Ce qui est fascinant, c'est que, souvent, un problème émotionnel ou mental va avoir une correspondance à d'autres niveaux : métabolique, physique, ce dernier pouvant orienter un mal-être apparemment psychique vers l'ostéopathe ou le podologue. Les plans très concrets ont des significations beaucoup plus profondes touchant des fonctions plus subtiles conscientes ou inconscientes. Je n'aurait pas pu espérer un jour connaître la signification d'un blocage du pied, de vertèbres, de viscères, de crâne, ou tout autre blocage somatique. La spécialisation systématique et le manque de passerelles entre les spécialités ne m'auraient jamais permis ça. Maintenant, je pense même pouvoir, moi psychologue, y remédier. En psycho, on reconnaît qu'il y a parfois des origines somatiques, mais on n'est pas à même d'aller vraiment au fond du problème. Ta méthode permet de trouver la cause profonde. Ce que je trouve extraordinaire, lorsque l'on effectue l'examen, soit au moment même, ou alors à la fin, c'est la façon dont les gens réagissent : ils peuvent se détendre, voire s'endormir à la pose des filtres. Mais ce qui est époustouflant, ce sont les verbalisations qui accompagnent l'examen. Il faut bien dire que les gens ne nous racontent pas leur histoire avant. Nous arrivons devant un inconnu, et au fur et à mesure que l'examen se déroule, il commence à parler, et la correspondance entre ce que l'on a trouvé et ce qu'il verbalise est étonnante. Ce qui m'amène à penser que l'examen suscite une ouverture de l'inconscient, que l'on n'obtiendrait pas facilement dans une thérapie plus conventionnelle.

D'autre part, moi psychologue, je vais pouvoir m'occuper du corps, et les somaticiens formés en même temps que moi pourront parler de l'esprit sans dire de grosses bêtises. Pour vraiment parvenir à débloquer l'esprit, il faut effectuer un travail sur le corps, et vice-versa. Je ne peux envisager l'un sans l'autre. Je suis insatisfaite de ce que je viens de dire : c'est trop axé vers des aspects uniquement thérapeutiques, très concrets de la vision de l'être humain. Ce que je trouve plus important est la vision globale qu'apporte cette approche : une vision de l'univers qui rejoint la philosophie. L'aspect le plus intéressant que j'ai pu observer sur de nombreux cas réside dans les prises de conscience suscitées par l'examen. Elles peuvent complètement modifier le déroulement d'une thérapie en cours ou inciter à en effectuer une. Au lieu de passer un long temps à ressasser, à répéter les mêmes chagrins, tourner autour du pot avec les mêmes défenses, ici les derniers retranchements sont atteints : on n'a plus le choix, les portes s'ouvrent et il faut alors regarder en face le vrai problème et non ses conséquences.

Il y a des gens qui, au fur et à mesure qu'on place des filtres sur les çakras, se mettent à revivre des faits lointains, profonds. Même des gens qui sont en thérapie depuis des années et qui n'ont pas réussi à les "sortir" plus tôt. Josée et moi avons constaté dans ce dernier cas l'accélération des processus dès que l'Analyse-Réinformation Cellulaire était appliquée. Les deux démarches sont non seulement complémentaires, mais s'entrefacilitent.»

- Question : As-tu l'impression que tu vas devenir une psychosomaticienne, effectuer la synergie corps-esprit ?»

- MH : Tout-à-fait, d'ailleurs c'est un de mes rêves.»

Josée, 35 ans, praticienne de Programmation Neuro-Linguistique (PNL), méthode de psychothérapie rapide, puissante et efficace, est mon assistante et enseigne à mes côtés. Mon dictaphone n'a pas trop sa faveur. Elle a donc préféré le statut de co-auteur en écrivant ce qui suit :

«Presque deux années se sont écoulées depuis ma toute première rencontre avec l'Analyse-Réinformation Cellulaire. A ce moment, rien ne laissait présager une quelconque implication dans cette nouvelle approche. Par curiosité seulement, j'ai voulu assister à un séminaire de présentation. Mais les vérités qui m'étaient présentées et l'angle nouveau sous lequel on me les expliquait réveillaient mes espoirs à comprendre ce mal-être que je vivais depuis si longtemps et à mettre à jour les mécanismes qui le faisaient resurgir, toujours en force, malgré un long cheminement personnel.

Je n'ai pas suivi la formation, je l'ai vécue : souvent ébranlée, parfois confrontée à de dures réalités d'autres fois en proie à des doutes profonds et des remises en question majeures, mais toujours étonnée par la grandeur de l'être humain dans l'univers et... de l'univers dans l'être humain...

Et puis doucement, par l'utilisation des filtres, j'ai traversé sur la pointe des pieds les frontières du conscient.

J'ai appris et j'apprends encore à voir l'être dans sa multidimensionalité, à saisir le fil conducteur qui relie l'homme aux inconscients personnels et collectifs qui vivent en lui et à récupérer l'énergie prisonnière dans ces inconscients.

J'ai appris et j'apprends encore à accompagner l'autre dans sa mise à jour des patterns qui lui ont été légués et qui ont forcé dans sa vie la mise en place des situations favorisant cette mise à jour. J'ai appris et j'apprends encore à découvrir celle que je suis à travers une perception enrichie des gens et des choses.

Grâce à ce que j'ai découvert et intégré par ma formation en Analyse-Réinformation Cellulaire, je suis maintenant praticienne en PNL. Et plus je comprends -par la PNL- comment nous programmons nos façons de penser, de ressentir, d'agir, d'organiser notre langage selon nos expériences subjectives, et plus je trouve fascinant, à la lueur des informations recueillies lors d'une séance en Analyse-Réinformation Cellulaire, de pouvoir mieux diriger une personne en détresse dans la conscientisation de ses patterns. Et comme une séance en Analyse-Réinformation Cellulaire provoque, en douceur, une remontée massive des inconscients, je saisis également cette merveilleuse opportunité de l'aider à accélérer son processus de guérison sans pour autant perdre son équilibre intérieur.

Je n'ai pas renié la musicienne que je suis, au contraire. Plein d'idées ont germé en moi pour intégrer à mon matériel sonore des moyens d'application pratique à partir des fréquences fondamentales trouvées en Analyse-Réinformation Cellulaire. Tout est à créer, tout est à construire et c'est cette voie qu'il me tarde d'explorer.»

Stop.

Entre le couplet dithyrambique de Marie-Hélène et les appréciations mesurées de Josée, je me sens autorisé à bomber le torse.

Je dois préciser qu'entre le moment où je les ai interviewées et la rédaction définitive de cet ouvrage, un an s'est écoulé. Elles sont maintenant qualifiées et compétentes, et leurs espoirs sont comblés. Elles font un hit sur le Québec.

Comment ?

Tout simplement parce qu'elles sont rigoureuses dans

la détection et l'utilisation des informations. Menant l'examen comme je le leur ai appris, plan par plan, couche par couche, elles arrivent à la conclusion à la dernière ligne avec une précision totale.

Ensuite après avoir effectué la réharmonisation énergétique standard, pas bien compliquée, elles vont appliquer à leur spécialité les informations recueillies. Il est inutile de donner des exemples, ils seraient trop nombreux, multiformes et complexes. Sachez simplement que, parmi tous ceux qui appliquent l'Analyse-Réinformation à un travail psychologique, tous, je dis bien tous ont pris la même habitude que moi : ils interviennent et provoquent la verbalisation du problème de fond.

Explication : après une longue fréquentation des analyses et thérapies en tout genre, tantôt d'un côté de la barrière, tantôt de l'autre, j'ai pu remarquer qu'en psychologie comme en amour, la seule victoire (disait Napoléon) c'est la fuite. Tant qu'on tourne autour de son nombril, en répétant sous des formes différentes le même leitmotiv, tout va bien. Apparemment. Car, en réalité, on fuit le vrai problème de fond, celui dont toutes nos cellules se souviennent. Parce que ça fait mal. Parce que, quand on se plante une épine de cactus dans le bout du doigt, on veut bien l'arracher, certes,mais on hésite, on tergiverse, on aimerait bien que ça s'enlève tout seul, et il est plus facile de se la faire enlever que de l'enlever soi-même. Lorsqu'on souffre, on redevient un enfant qui essaie de se trouver toutes les bonnes raisons pour ne pas affronter de face le problème.

Ca peut durer longtemps. Très longtemps. Je ne critique pas, je constate simplement que le sacrosaint dogme de la non-intervention rend les psychothérapies longues, coûteuses et souvent vouées à l'échec, car le thérapeute ne possède que des moyens intuitifs de contrôle des propos du patient. Et encore, quand il écoute vraiment, ce qui n'est pas toujours le cas.

Alors nous intervenons. Le sujet du jour est contenu

dans la lecture de la dernière ligne d'Analyse-Réinformation. Les filtres n'ont pas d'état d'âme. Ce sont de simples résonateurs fréquentiels. On ne peut leur mentir, et ils dévoilent impitoyablement ce que vous ne voulez surtout pas vous avouer à vous-même, parce que...«aïe, bobo !».

Elles font comme moi. Elles interviennent, chacune à sa manière propre, qui est le reflet de la douceur de Marie-Hélène, de la joie de vivre de Josée, ou de mon côté un peu abrupt et carré, mais toujours avec un amour infini et un respect total de la personnalité et de la sensibilité de celui qui est venu se faire aider. Nous ne lui passons rien, dès qu'il dévie dans ses tentatives de fuite du vrai problème, nous le «remettons en ligne», nous l'empêchons, en somme, de perdre son temps, son argent et son énergie. Nous le plaçons face à ses contradictions, à ses incongruences fondamentales, nous le responsabilisons sans le culpabiliser, le réconcilions avec lui-même et avec les autres. Quand il rejette la faute de son problème sur ces «salauds d'autres», nous lui montrons comme il reproduit merveilleusement, avec insistance et même avec génie ce que «les autres» lui ont appris à se faire. Nous l'aidons à trouver lui-même la solution pour ne plus reproduire ses patterns, pour se libérer de cette incessante reproduction d'attitudes inadaptées.

Nous le mettons debout.

Après l'esprit, le corps. Ici encore, un merveilleux élève qui, depuis que j'ai enregistré ses propos, est devenu un splendide praticien, capable d'aller droit au but, de toucher la partie exacte du corps qui bloque les autres, grâce à la lecture bien conduite de la technique : Michel, 45 ans, massothérapeute à Montréal (Québec).

- *Question : «Peux-tu me décrire schématiquement la démarche qui préside à la massothérapie ?»*

M. : Hou là là ! tu parles d'une question...»

- Question : Malgré le nom "massothérapie" c'est plus que du simple massage, m'a-t-il semblé.»

M : Oui. Le but dépasse le simple massage, qui n'est pas une fin mais un moyen. C'est une vision holiste, globale. Il s'agit de contacter, par le biais du corps, les "couches" émotionnelles, énergétiques, d'aller travailler dans la globalité.»

- Question : Ce processus rejoint l'Analyse-Réinformation Cellulaire, que tu es en train d'apprendre. Qu'est-ce qui t'a attiré vers cet outil ?»

M : En premier, la ressemblance du concept, de l'idée directrice. Comme une reconnaissance du semblable. C'est aussi la grille d'analyse, incluant énergétique statique et dynamique, indispensable pour faire une évaluation juste.»

- Question : Tu commences à avoir une certaine expérience, pour avoir assisté à des travaux pratiques et y être passé toi-même, et avoir déjà effectué la formation pratique. Qu'as-tu ressenti ou vécu ?»

- M. : Je retrouve ce que j'ai reçu au cours de mes formations. C'est très similaire, mais avec une dimension encore plus large, où toutes les différentes approches, habituellement dissociées, se retrouvent liées, synchronisées par de véritables passerelles d'une logique claire et précise.»

- Question : Tu utilises le contact de la main sur le corps, moi des instruments. Que penses-tu que l'Analyse-Réinformation Cellulaire puisse t'apporter dans ta technique, en conservant ta spécificité et ta personnalité de masso-thérapeute ?»

- M : Ce que ça me donne de fondamental, c'est une perception plus fine, plus précise de la localisation exacte du dysfonctionnement qui a engendré tous les autres. Il m'est beaucoup plus facile d'intervenir si je sais où. Le but du massage, pour moi, n'est pas juste de toucher un corps, mais aussi de recontacter les mémoires corporelles qui font que ce corps est aujourd'hui en dysharmonie, en mal-être parce qu'il reproduit ce à quoi il a été habitué en programmant le souvenir des perturbations de l'esprit. L'esprit peut coincer le corps, le corps peut coincer l'esprit. Ceci peut provoquer une véritable cascade : le corps coince l'esprit, qui coince le corps, qui coince l'esprit qui... tout dépend de ce qu'on entend par "esprit". Pour moi, mettre les mains sur un corps, c'est passer au travers de tous les corps, c'est aussi avoir les deux mains dans l'âme directement.»

- *Question : D'après tout ce que tu as déjà appris ou senti, as-tu l'impression que tu vas devenir un massopsychothérapeute ou psychomassospiritualo-thérapeute ?»*

- M : Bonne question ! L'important n'est pas de savoir ce que je vais devenir, mais comment je peux mieux servir.»

Stop ! Il a dit l'essentiel, et c'est beau, un essentiel de cette taille. Il sert, en effet, de son mieux. J'ai eu le temps, depuis cette interview (au Québec, on dit «entrevue», ils ont bien raison ! mais, hélas, je suis Français...), j'ai eu largement le temps d'apprécier ce qu'il en a fait. Il exerce l'Analyse-Réinformation avec le brio d'un grand artiste, et comme tous les autres, l'applique au métier qu'il aime.

Quand on lui demande ce qu'il fait, il répond tout simplement «massothérapeute». Le petit plus que j'ai eu le plaisir et l'honneur de lui apporter, on ne le découvre qu'à l'usage et aux résultats qui sont flagrants : il met, au propre comme au figuré, le doigt sur le problème, sur la contracture, sur le blocage physique ou psychique qui, résolu, débloque tout le reste.

Et c'est ainsi que lui, toujours modeste et toujours massothérapeute, est devenu désormais un véritable «soignant de l'âme», grâce à la précision de sa lecture finale qui, lui évitant de poser des questions, lui permet d'arriver à la question importante, celle qu'il faut vraiment mettre sur le tapis, qui évite toute perte de temps en verbiage pour arriver au Verbe.

Il sait désormais mettre ses mains et ses mots dans l'âme directement.

Giovanni, 56 ans, formation de géomètre, technicien en architecture, ne pense absolument pas devenir thérapeute :

"Mon envie est d'aller jusqu'au bout, mais en "vitesse lente", sur deux ou trois ans, puisque tu nous en offres la possibilité. Au séminaire de présentation, j'étais vraiment pris par ta façon d'aborder les gens. J'ai trouvé époustouflant ce que tu as su nous inculquer en une journée. Je me suis dit qu'en avançant dans cette voie, je pourrais peut-être un jour aider les gens. Ma femme, déjà thérapeute, veut pratiquer ta méthode. Alors, je me suis dit que j'allais venir aussi, pour moi-même, à titre de culture générale. Maintenant, je crois que j'ai mordu à l'hameçon. Je ne pense pas en faire une profession, mais je veux quand même l'approfondir, car je sens que cela va m'apporter quelque chose où je serai très épanoui. J'ignore si je pourrai l'appliquer à ma profession actuelle, mais je vais prendre ma retraite, et je crois bien que je vais pouvoir l'utiliser pour aider les gens. C'est ainsi que je le vois. Peut-être en le combinant, dans un cadre de relation d'aide, avec mes compétences personnelles. C'est encore un peu embryonnaire dans ma tête, il est vraiment trop tôt pour que je t'en parle maintenant. Ca demande encore réflexion, mais je suis certain que ça va me servir à quelque chose de toute façon."

Il y a tous les autres, dans différents pays, à qui ça sert à quelque chose de toute façon. Les citer tous prendrait des pages. Vous pouvez le constater, ils sont comme vous et moi, de tous poils, de toutes provenances, et de toutes destinées. J'ai longuement pensé à cette question primordiale du recrutement de mes élèves. N'allais-je pas mettre entre les mains d'apprentis sorciers une méthode qui leur monte à la tête, s'intitulant "thérapeute" sans en avoir la qualification ? L'exemple abonde dans de nombreux domaines, la loi du "n'importe quoi" régnant bien trop souvent. Ce sont les élèves eux-mêmes qui m'ont rassuré par leur comportement. Certains ont senti s'éveiller en eux cette vocation et ont alors entrepris toutes les formations complémentaires nécessaires à une bonne qualité de travail. Les notions acquises grâce à la vision holistique de l'Analyse-Réinformation Cellulaire leur ont, dans tous les cas, permis d'effectuer avec facilité différentes approches et leur synchronisation mutuelle. Les autres n'ont suivi que les modules qui les intéressaient, et sont repartis contents d'exercer leur profession avec un "plus".

J'ai pu dégager différentes catégories d'apprenants de la méthode :

- Le thérapeute, médecin ou non médecin, déjà formé qui se plaît dans son métier, tellement qu'il veut pousser encore plus loin, à fond dans sa démarche, et qui estime que l'Analyse-Réinformation Cellulaire lui offre cette possibilité.

- Le thérapeute qui se plaît dans ce qu'il fait mais vient chercher les modules traitant des domaines qui lui parlent, sans avoir à effectuer tout le cursus ni pratiquer la méthode elle-même.

- Le thérapeute qui sent que son métier, tel qu'il le pratique actuellement, ne répond pas à ce qu'il attendait. Il est en recherche pour pouvoir s'y "faire plaisir". Il va élargir ses possibilités en s'ouvrant à des domaines qu'il n'osait pas aborder, par manque de temps, de courage devant de nouvelles études, ou face à leur aspect rébarbatif.

- Celui qui n'est pas encore thérapeute mais qui désire le devenir, est en cours d'étude ou va les entreprendre. Il va toucher tous les domaines, et évitera la sclérose de l'hyperspécialisation, vision trop étroite pour embrasser l'être humain tout entier.

- La personne qui n'a nullement l'intention de devenir thérapeute, éprise de culture dans les domaines abordés -

voir le commentaire de Giovanni -, ce qui peut déboucher sur de la relation d'aide non thérapeutique.

"Je n'y arriverai jamais...". Ca, c'est la réflexion auto-dépréciative que j'entends souvent, émanant de ceux qui "aimeraient bien, mais ne sont pas au niveau...". Stop ! Ce que j'ai exposé plus haut, tout le monde peut le comprendre. J'ai fait, une fois pour toutes, le choix de n'utiliser que des termes simples, des mots accessibles à tous. Un de mes rêves serait que les clients de thérapeutes puissent s'instruire dans ce domaine, que le praticien devienne, en même temps, un véritable initiateur, dans une communication constante avec quelqu'un qui comprenne et se sente compris. La réflexion bien trop entendue : "on ne m'a rien dit, rien expliqué", ou encore "on m'a sorti des tas de grands mots qui m'ont inquiété mais je ne comprends pas ce j'ai...", ou pire : "on me fait des tas de choses, mais personne ne peut imaginer ce que je ressens, et quand j'explique, j'ai l'impression de ne pas être entendu...", ces réflexions-là j'ai envie de ne plus jamais les entendre. Elles vont trop à l'encontre du rêve que j'ai partagé avec vous tout à l'heure, que le praticien et son client travaillent tous deux en synergie, dans une communication constante et une compréhension mutuelle. Ce n'est pas facile, loin de là. Il ne faut pas jeter la pierre à ceux qui n'y arrivent pas, je suis passé comme eux par ce stade, et peut-être, parfois, n'ai-je pas toute l'écoute nécessaire, encore à l'heure actuelle. Mais ce serait tellement extraordinaire d'arriver à cette communication de coeur-à-coeur, cette compréhension du mécanisme pathologique des deux côtés qui permet de se parler sans aucune barrière. C'est dans cette optique que j'ai poussé toujours plus loin ma recherche, qui aboutit pour l'instant à tout ce que je viens de dire. Une méthode qui permet à des gens aussi divers de parler le même langage et de s'expliquer de façon instantanée leur diverses spécialités, si différentes, sans aucune difficulté, peut être tout aussi aisément expliquée à quelqu'un qui n'est pas branché dessus professionnellement. C'est essentiel pour gérer soi-même son développement personnel. C'est pour cela que j'ai entrepris la tâche pas si évidente que ça d'écrire ce livre, dans lequel j'ai non seulement essayé de vous éclairer sur les grandes lignes d'une méthode créée pour vous, à partager avec vous, mais aussi dans lequel j'ai exprimé toute ma foi et mon enthousiasme, que j'espère bien vous avoir fait partager.

L'état d'esprit

Les idées comme les habits s'usent
et se déforment à l'usage.
Georges Braque

Au diable le bourrage de crâne! Les méthodes scholastiques m'ont toujours profondément barbé. A ma droite : Monsieur le Professeur débite son discours sur un ton de Pontife. A ma gauche : le troupeau d'élèves gratte des rames de papier de peur de perdre le mot important ou de laisser passer une recette de cuisine. Bon, je nuance : j'en ai vu, mais ce n'est pas, Dieu merci, toujours ainsi. J'ai eu des professeurs merveilleux à diverses périodes de ma vie.

Mais ce que, personnellement, je m'attache par-dessus tout à faire - et que certains maîtres ont su faire pour moi - c'est appliquer le principe Socratique de la maïeutique, tant il est vrai qu'au fond, je ne leur apprends rien : je synchronise dans une modélisation ce qu'ils savent déjà et les ouvre sur des domaines qu'ils ne pensaient pas effleurer, parce qu'ils ne voyaient pas le rapport entre science, ésotérisme, psychologie et leur démarche de soignants.

En somme, je tâche de faire vivre à mes élèves, en accéléré et synthèse, la progression qui a été la mienne, en leur défendant d'apprendre par coeur afin de garder des cases ouvertes pour pouvoir imaginer, inventer et progresser par eux-mêmes. L'ouverture d'esprit est aussi un mécanisme qui s'apprend.

Pour cela, je leur pose d'emblée quelques principes de base :

1) Je n'ai rien inventé. Simplement, en vrai visuel que je suis, je modélise tout sur des posters accrochés aux murs. Quand deux schémas se ressemblent à plus de 50%, c'est qu'il s'agit, en fait, du même. Je rassemble alors sur le même schéma les légendes de plusieurs. Les similitudes, au premier abord troublantes, deviennent évidentes. Les branches, appendices et voies latérales d'un dessin viennent compléter les autres.

2) Ce que j'essaye d'exprimer ici n'est pas un amalgame fourre-tout de sciences diverses mises à la sauce du délire ésotérique, mais une reproduction de ce processus de cheminement. Je vais donc, dans la mesure du possible, baliser leur route de ces petits dessins qui m'ont tant aidé. Ca facilite grandement la vision progressive de la globalité.

3) Une vision n'est pas systématiquement arrêtée sur un schéma définitif, figé, mais évolutif. Chaque jour m'apporte sa remise en question. L'élève peut critiquer ce que je lui apporte, il est le bienvenu en qualité d'objecteur. Il ne peut que m'aider si sa critique est constructive, c'est-à-dire si elle me révèle des failles dans mon approche. Et il doit y en avoir un paquet !

4) Le langage humain est, par essence, limitatif, réductionniste. Le concept est fonction de l'âge, du mode de vie, des habitudes, us et coutumes. Mes petits dessins m'ont fait retrouver des symboles qui passent à travers siècles et civilisations, et "collent" parfaitement aux découvertes scientifiques les plus récentes, même si certaines ne sont encore que des hypothèses. Au-delà des mots et qui que nous soyons, nous disons tous la même chose. Alors, les termes, les miens, les vôtres ne sont que ce qu'ils sont : une tentative d'expression, selon nos limites, de quelque chose qui nous dépasse infiniment. Exprimé sous forme poétique,

spirituelle, matérialiste, physique ou métaphysique, tout est vrai et se rejoint lorsque, dépassant la limite d'une terminologie bornée, nous parvenons à transcender le premier degré du jargon pour atteindre au Verbe, au-delà du verbiage.

Bref, ma modélisation du fonctionnement de l'Etre Humain global n'est pas un parangon de perfection, et n'altère en rien la valeur d'autres modèles, bien qu'elle en intègre beaucoup. Si elle surprend au premier abord, elle cessera de le faire dès que nous aurons compris que tout, je dis bien tout, dans l'Univers, fonctionne sur le même modèle, dans le même mouvement d'Energie et de Transformation que nous, hologrammes de tous les Univers qui nous entourent, nous pénètrent et nous répliquent. Simplement, il faut bien penser que nous nous trouvons vraisemblablement dans un univers fractal : selon le plan d'observation sur lequel nous allons nous situer, nous calibrer, nous n'aurons pas la même vision des choses. Une bonne image, désormais classique pour expliquer ce concept, est celle d'une carte de géographie représentant le même pays à différentes échelles. De la carte extrêmement fouillée où se trouve mentionné le plus petit chemin vicinal à la carte globale où ne peuvent être représentées que les autoroutes existe toute une gamme d'échelles différentes. La comparaison avec l'Etre Humain devient facile : l'examen détaillé au niveau cellulaire à l'aide d'un microscope, celui, macroscopique, consistant à examiner organe par organe ou à l'échelle d'un système conservent toute leur valeur et ne doivent en aucun cas être dénigrés. Ils ont sauvé suffisamment de vies humaines pour que nous continuions à les respecter. Mais l'échelle globale à laquelle je m'intéresse ne s'adresse absolument pas à la même cible. Elle prétend, et cela aussi entend être respecté, décrire des relations de cause à effet entre des événements, des dysfonctionnements, des lésions, des mémoires enfin qui n'ont, à des échelles plus détaillées, aucun rapport entre elles.

C'est cela, un système fractal. La globalité implique une perte des détails, donc d'informations. Mais elle permet une course rapide vers la cause profonde, le souci de la précision revenant alors à des techniques plus analytiques qui prennent alors une nouvelle ampleur en raison du niveau auquel on peut désormais les appliquer. Elles peuvent être très classiques : médecine allopathique, homéopathique, phyto ou aromathérapie, ou énergétiques : acupuncture, et tous les dérivés de l'auriculomédecine de Paul Nogier. Dans ce dernier cas, je l'ai mentionné naguère, nous sommes très nombreux désormais à avoir mis au point des techniques la prenant pour base de départ et instrument de recherche et de vérification. Je me suis toujours refusé à considérer l'Analyse-Réinformation Cellulaire comme supérieure aux autres. Mes collègues et camarades ont appliqué leurs connaissances et découvertes en fonction de leur sensibilité personnelle, tout comme moi, ni plus ni moins. La dite sensibilité étant éminemment individuelle, il est logique que nous ne nous adressions pas à la même échelle, et que chacun d'entre nous ne voie pas la même géodésique.

Et, ainsi que je le mentionnais plus haut, notre champ de recherche est ouvert à tous : je compare sans arrêt cette démarche à un vaste pré dans lequel nous nous promenons. Il y a ceux qui se baladent nez au vent et la tête en l'air sans voir ce qui se trouve à leurs pieds, et ceux qui ramassent les fleurs, les champignons, les plantes médicinales pour en faire quelque chose d'utile, décoratif ou bon à manger. Simplement nous trouvons tous les mêmes plantes, mais n'en faisons pas la même chose : un champignon peut être accommodé de mille manières, une fleur peut servir à la confection d'un bouquet, d'un herbier, d'un parfum ou d'une huile essentielle. Voilà pourquoi, au fond, nous disons tous les mêmes choses quelle que soit l'échelle de notre carte : nous n'inventons rien, nous n'avons qu'à regarder et cueillir.

Lorsque l'on découvre un système, il existe plusieurs possibilités :

- Tout à fait par hasard, voici un mot qui équivaut pour moi à la négation même de mes convictions les plus profondes. Selon moi, le hasard n'existe pas, il n'y a qu'une prédestination, pas rigide ni linéaire, certes non, mais à l'intérieur d'une certaine marge de souplesse, j'estime simplement que l'on est fait pour certaines tâches, certains types d'énergie et de fonctions, pas pour d'autres. Là se trouve la limite que chacun de nous doit reconnaître. Lorsque je prononce le mot "hasard", ce ne peut être, bien entendu, que par hasard.

Donc, le hasard faisant bien les choses, on peut tomber effectivement sur un système cohérent sans l'avoir prémédité. C'est une chance qui évite le côté besogneux de la recherche.

- Une vision globale avec intuition divine, une sorte de channelling, une ouverture spontanée du septième çakra, qui branche littéralement sur le macrocosme et sur la conscience universelle. Bienheureux ceux qui peuvent se permettre d'assumer ce don de prophète, ce n'est, hélas, pas mon cas. Tout de même, à degré moindre, sans aucune ouverture paranormale de quelque sorte, une certaine intuition est nécessaire lorsque l'on plonge dans ce genre de domaine. Elle permet tout au moins d'avoir une vision globale de ce que devrait être le but final à atteindre, et trouve son utilité également dans le choix des moyens pour y parvenir. Mes compagnons de travail et moi éprouvons souvent cette curieuse sensation de savoir tout d'un coup ce qu'il convient de faire, de "voir" l'astuce qui va nous permettre d'aller plus vite, plus loin, dans de bonnes conditions de sécurité et de confort pour le patient et pour nous. Il n'y a strictement rien de génial là-dedans, c'est une faculté que chacun possède déjà inconsciemment et qui se développe exactement comme un muscle : il suffit de s'en servir, là comme ailleurs l'entraînement est indispensable, et même le moins doué finit, à la longue, par développer cette potentialité pas si spéciale qu'on l'imagine, qui n'a rien, mais alors strictement rien de surnaturel, mais qui est inhérente à ce qui est pour moi le propre de l'homme, la capacité intégrale de progrès dans tous les domaines. Il ne faut cependant pas se leurrer, "ça ne vient pas tout seul".

- Application d'un système théorique préconçu : soit un mode de pensée de nature philosophique, culturel, religieux, scientifique, à partir duquel va être élaborée une théorie de l'Homme et de l'Univers, une sorte de technocratie. Je n'utilise pas ce dernier mot par hasard. Nous assistons ici à la création d'un schéma idéal, préformé une fois pour toutes. Malgré son côté absolument magnifique, bien calculé, tout système théorique est voué à l'échec car trop coupé de la réalité de la vie quotidienne, désincarné, et l'être humain va devoir y rentrer bon gré, mal gré. C'est une véritable mise en boite qui s'accompagne, comme toute opération de ce genre, d'une stérilisation totale, afin d'éviter tout écart par rapport à la norme. Mais chaque être humain a sa spécificité, chacun pousse et s'épanouit à sa manière. Nous avons, par orgueil voulu discipliner la nature, la tailler à la cisaille, au carré. Un être humain ne se transforme pas impunément en bonsaï. Or c'est, à mon avis, ce que perpètrent tous les systèmes qui prétendent le standardiser et lui imposer un cadre de développement rigide et dogmatique. L'application forcée d'un modèle à l'être humain devient vite son calibrage dans les limites du modèle, et on coupe tout ce qui dépasse comme non-conforme. La plupart des mal-êtres auxquels je suis actuellement confronté viennent de ce genre d'élagage et de cette impossibilité de produire, chacun, ces petites excroissances qui sont le droit essentiel et inaliénable de l'individu. Comme il fallait bien que j'étudie un certain nombre de systèmes pour pouvoir en parler, je n'ai pu que constater la prééminence de ce genre de démarches.

La construction mentale consistant à concevoir le système avant d'observer s'il va bien à l'humain, revient à forcer ce dernier à entrer dans des limites qui ne lui conviennent pas forcément. Donc, point de théorie, vive la pratique !

- La troisième possibilité était celle de l'observation préalable. Je ne l'ai pas choisie, je pense que c'est elle qui m'a choisi. N'ayant ni idée ni méthode préconçue, ne croyant a priori à rien mais étant ouvert à tout, j'ai été poussé tout naturellement vers cette solution car elle me convenait. Bien sûr, quelques techniques de départ me permettaient d'avoir une solide base de références sans laquelle je n'aurais certainement rien compris, rien vu, rien fait. Mais je crois qu'il est important de se rendre compte que l'expérience due à l'observation patiente sur le vivant lui-même constitue la loi de l'enquiquinement minimum. C'est ici que se situe la différence entre la théorie et le modèle. A mes débuts professionnels, je n'aurais jamais pu penser que j'en viendrais à élaborer progressivement et patiemment, sur des années, une méthode sortant de ce qui était déjà codifié et apportant quelque chose de nouveau. Les études et l'application pratique que l'on en fait nous placent dans une voie toute tracée : la reproduction de ce que l'on a appris et l'application quotidienne dans une pratique, certes de plus en plus fine et aisée grâce à l'expérience, mais toujours la même. Je m'aperçois avec le recul du temps que je serais mort d'ennui. Chacun son truc.

J'ai eu, en fait, une extraordinaire série de chances : la première a été une insatiable curiosité couplée à l'angoisse de mal faire, qui m'ont poussé toutes les deux à passer tout mon temps de repos et de loisir dans des séminaires, afin d'étudier tout ce qui, de près ou de loin se rattachait à un art que je voulais faire tendre vers la perfection, comme tous ceux qui en sont amoureux. La deuxième a été une mémoire photographique. L'observation devenait dès lors possible, ainsi que la synthèse progressive des caractéristiques principales de tous les cas qui se présentaient devant moi. Quand on est piqué par ce genre de virus, ça devient rapidement de la passion abusive, excessive, exigeante, inguérissable.

Mais ma troisième chance, la plus importante, a été mon fonctionnement de type visuel. Tous ceux qui m'ont bien observé se sont aperçus que j'avais le genre "mains impatientes". Je ne me souviens même plus combien j'ai pu user d'instituteurs ou professeurs, excédés par les petits dessins qui remplissaient les marges de mes cahiers. Tout, chez moi, est prétexte à schémas, traductions visuelles de tout ce que je peux voir et entendre. Cette disposition native aux gribouillages m'a poussé, à chaque fois que des constantes, des points communs me sautaient aux yeux, à modéliser systématiquement tout ce que je percevais. Les petites et les grosses manies ont leur utilité : lorsqu'on est tout seul avec son patient, et que tout en faisant vite on doit faire bien, on se retrouve à peu près dans la mentalité, la situation et l'énergie d'un jeune potache qui passe son examen. J'ai alors élevé au rang d'une institution, ce que je n'avais jamais fait en tant qu'étudiant, l'utilisation abusive des "antisèches", également appelées "pompes". J'ai accroché donc au mur de mon coin de travail des schémas simples, clairs, et aussi précis que possible, retraçant les principales caractéristiques et les grandes lignes de tous les outils que j'étais amené à utiliser. Ils étaient, en fait, davantage destinés à me rassurer sur une éventuelle défaillance mémorielle qu'à être systématiquement regardés en cours de travail. C'est ainsi que ce qui était, à l'origine, un mur tapissé de couleurs gaies devint un invraisemblable patchwork de feuillets et de mémoires scotchés à la tapisserie dans le plus grand désordre. Passé un certain stade, il convenait de faire propre.

Ce fut alors mon premier flash. Je regardais vraiment mes modèles pour la première fois. Ce qui me sauta aux yeux à cette occasion fut l'extraordinaire ressemblance qui existait entre la plupart d'entre eux. Ils provenaient de sources totalement différentes, s'appliquaient à des types de cas totalement dissemblables, et pourtant...ils avaient un air de famille. Au milieu des appendices et rajouts divers propres à chacun, des "noyaux" apparaissaient avec la plus grande évidence. J'ai toujours été très sensible aux ressemblances. L'urgence primordiale étant de rendre à mon mur un semblant de propreté. je décrochai à la hâte tous les dessins qui, peu ou prou, à l'endroit, à l'envers, en travers, présentaient des similitudes. La nuit suivante fut fructueuse : au petit matin, j'étais complètement crevé, mais le schéma de base, commun à tous les autres, le noyau, s'étalait sur le mur. Simplement, j'avais résumé une quinzaine de schémas en un seul. Le premier embryon de l'Analyse-Réinformation Cellulaire venait d'être conçu.

C'est ainsi qu'un modèle prend de l'ampleur et touche ainsi, insensiblement, les frontières puis le territoire même de disciplines de plus en plus diverses, restituant à l'Etre Humain sa juste place dans son contexte universel. Il ne s'agit pas, ici, d'une Connaissance supérieure aux autres, je me garderais bien d'avoir cette prétention démesurée, mais bien plutôt d'un état d'esprit.

C'est cela que je tente, à ma manière, comme je peux et avec ce que je suis, d'apporter à des élèves dont une forte proportion deviennent tout naturellement mes amis et mes compagnons de travail. Comme je ne suis pas éternel, tout au moins sous ma présente enveloppe terrestre, je fais tout pour assurer parmi eux ma succession : ils ont déjà tout ce qu'il faut, il leur suffit d'en prendre conscience, d'en "prendre confiance".

La seule chose que je les prie d'apprendre par coeur est une citation d'Albert Einstein: "La Connaissance ne vient qu'avec l'Expérience. Le reste n'est que de l'information."

Chapitre 5

FINALE

Quatre pas dans les nuages

Ce qui me passionne dans la vie, c'est de pouvoir collaborer à une oeuvre, à une Réalité plus durable que moi : c'est dans cet esprit et cette vue que je cherche à me perfectionner et à dominer un peu plus les choses.
Pierre Teilhard de Chardin

Vous vous rendez bien compte, après avoir lu toutes ces lignes, que pour entreprendre une démarche aussi ardue, consistant à sortir des sentiers battus, à prendre un certain nombre de risques, et notamment celui de l'échec retentissant, simplement parce que l'on veut faire de son mieux dans un domaine aussi aléatoire que celui de l'Humain, il faut absolument être tenu aux tripes par un rêve obsédant, jamais perdu de vue, de la catégorie de ceux qui permettent de lutter contre les moulins-à-vent et de soulever des montagnes.

Il faut pour cela avoir une bonne dose de passion pour cet étrange et spécial animal qu'est l'homme : c'est une bestiole absolument comme les autres, composée d'un corps, d'un esprit, d'une énergie, de besoins, d'instincts remontant à très loin, et d'idées structurées grâce à un petit plus qu'elle possède par rapport aux autres animaux : environ deux kilos d'un fragile appendice enfermé dans une boîte relativement solide, le crâne, ce qui a l'avantage de le protéger mais ne va pas, parfois, sans inconvénients en raison de son étroitesse. Grâce à ce véritable standard rempli de connections compliquées, ce primate, nettement inférieur aux autres qui peuvent grimper aux arbres, est capable de connaître toute la gamme des émotions, de collecter des informations, de les synchroniser par un raisonnement cohérent, de les extrapoler pour imaginer, pour rêver, et tout cela en parlant parfois à tort et à travers. Grâce à cet organe bizarroïde, cet homo dit sapiens est capable de tous les excès : l'altruisme côtoie l'égoïsme, l'art d'une finesse quasi éthérée la laideur, la sainteté ne saurait exister sans la bassesse, et c'est souvent un excès qui peut paraître à première vue négatif qui va se révéler la base solide sur laquelle notre primate va prendre appui pour effectuer son saut quantique vers la conscience la plus fine et la lumière la plus pure. De cette dysharmonie fondamentale, de ce chaos déroutant, va jaillir l'être humain dans toute sa grandeur et sa potentialité évolutive. A condition qu'il le veuille bien...

Ce rêve tenace que je veux partager maintenant, qui me tient tant aux tripes que je n'ai pas hésité un instant à lui sacrifier une situation facile et aisée, à accepter le risque de tout perdre pour suivre ce rêve insensé qui est à l'origine de la création de l'Analyse-Réinformation Cellulaire, et de la passion qui me tient et que je tâche de communiquer à mes élèves, c'est d'aider l'être humain à se construire vite, bien et sans bavure, en allant dans le sens du courant qui est la pulsion de vie fondamentale de l'univers, Etre Vivant lui-même. Comprendre son fonctionnement, l'entendre, c'est-à-dire être à l'écoute de ses besoins fondamentaux, qui ne sont pas les mêmes d'un individu à l'autre. Etre capable de décortiquer tout son fonctionnement, jusque dans ses moindres détails, même ceux qui au regard des choses généralement admises sont laids et tout ceci sans les juger. Cette dernière chose, personne au monde n'en n'a le droit.

Toute forme de jugement ne peut provenir que d'un orgueil démesuré, et lorsque quelqu'un vous reproche quelque chose, ainsi que le dit un vieux proverbe, écoutez-le attentivement, car il est en train de vous dire comment il est. Le véritable amour de l'Humain consiste à balayer devant sa propre porte, lorsqu'on plonge dans les secrets, les fonctionnements, les défauts et petites bassesses de nos semblables. Avant de sourciller ou de sursauter, regardez au fond de vous : vous discernerez que vous auriez pu être exactement comme lui, faire les mêmes choses, avoir les mêmes petites faiblesses, et c'est cette reconnaissance et cette absence de jugement qui vont vous permettre de le soigner, c'est-à-dire de l'aimer, de l'aider à se connaître afin de se mettre debout.

Utopie? Non, mille fois non! Idéal, oui. mais il est possible et même recommandé de s'en approcher le plus possible. C'est ce que les collègues, que j'ai eu le bonheur et l'honneur de former, et moi, vivons depuis un certain temps déjà.

Cette réalisation suppose, avant tout, une ouverture constante sur tous les domaines. J'essaie toujours d'établir des passerelles entre des domaines qui semblaient, au départ, totalement incompatibles : l'application de notions de math-physique au fonctionnement humain, passe encore. D'autres l'on fait avant moi, et je ne suis certainement pas le dernier. Mes modélisations successives présentées ici ne sont que les lignes principales d'une technique complète qui est, en quelque sorte, leur hologramme. Mais essayer de concilier des sciences logiques avec des données traditionnelles d'allure ésotérique est périlleux, et revient à courir le risque de se placer entre le marteau et l'enclume : les scientifiques purs et durs ressentent à juste titre une méfiance fondamentale pour des domaines dont l'interprétation débouche bien trop souvent sur un fumeux délire ésotérique et des abus de pouvoir sur la Personne Humaine. Les ésotéristes ont, pour leur part, trop tendance à vouloir nier l'utilité des acquis de la science. J'ai vu trop de gens irrémédiablement esquintés parce qu'un gourou les avait dissuadés de suivre des soins indispensables. J'en ai aussi trop vu qui continuaient inutilement à souffrir alors qu'une méthode énergétique sérieuse leur aurait permis d'aller à la rencontre d'eux-mêmes pour se prendre en charge et changer leur vie.

Mon rêve exigeant, toujours présent, est que nous parlions tous le même langage, tous types de thérapeutes confondus, dans un seul et unique but : vous faire du bien, vous permettre d'avancer, debout et solide dans votre évolution personnelle et en pleine et entière liberté, en utilisant tous les moyens possibles imaginables pour cela. La fin justifie les moyens, ici plus qu'ailleurs. Avec, comme point de mire, un unique critère : si ça marche, c'est bon. Si ça ne marche pas, ce n'est pas bon. Et, en plus, de la part de celui à qui vous vous confiez, la modestie fondamentale de connaître ses limites propres et celles des méthodes qu'il a en main, et de savoir vous adresser à plus compétent ou mieux adapté à votre cas.

Trois petites notes de musique...

- Adieu, dit le renard. Voici mon secret. Il est très simple : on ne voit bien qu'avec le coeur. L'essentiel est invisible pour les yeux.
- L'essentiel est invisible pour les yeux, répéta le petit prince, afin de se souvenir.
Antoine de Saint-Exupéry

Cher ami qui m'as fait l'honneur de lire ma prose jusqu'au bout, toi que j'ai l'impression de connaître, j'espère bien t'avoir fait partager mon enthousiasme, et t'avoir appris des choses qui pourront peut-être - qui sait ? - se révéler utiles pour toi un jour. J'ignore si j'ai réussi à te passionner, je n'ai pas cette prétention, mais j'ai au moins bon espoir de t'avoir intéressé, et si j'ai réussi à t'ouvrir, en excitant ta curiosité, sur toutes les sciences, philosophies, techniques, traditions évoquées dans ces pages, c'est merveilleux. Je t'ai mis en mouvement vers quelque chose, peut-être t'ai-je ouvert des horizons que tu ne soupçonnais même pas. Je t'ai parlé de Toi à ma manière, avec mes connaissances, mes savoirs, mes techniques et mes patterns : déformation professionnelle notamment puisque, ayant pratiqué la médecine, mon discours peut parfois en être imprégné. C'est logique, on ne se défait pas facilement des effets d'une formation dans laquelle on est entré comme d'autres entrent en religion. Je ne peux, vois-tu, pour partager avec toi mon désir de co-naissance, que te parler de ce que je connais bien. Si je me suis démarqué de la médecine pure et dure, ce n'est pas par perte d'amour ou d'intérêt, bien au contraire, mais parce que j'ai eu le bonheur de créer un outil qui peut servir à tous ceux, absolument tous ceux, qui sont de près ou de loin dans la relation d'aide, et qu'il aurait été injuste ou dommage de le restreindre à une seule catégorie professionnelle, alors qu'il se révèle maintenant utile dans toutes les spécialités. Il a été d'un bout à l'autre exaltant de faire ce cheminement, cette découverte, ces rapprochements entre des domaines apparemment sans rapport, même lointain, entre eux, d'organiser techniquement les méthodes de détection systématisée, fiable et précise, ainsi qu'un mode de réharmonisation spécifique, qui entre dans une complémentarité parfaite avec les autres disciplines.

L'ouverture sur l'Autre, sur sa différence, ses pôles d'intérêt, cet échange de coeur à coeur avec des personnes que je n'aurais peut-être jamais rencontrées autrement, cette amitié qui naît si souvent là où il n'y aurait eu qu'une prestation de services, c'est cela qui m'incite à continuer, encore et toujours. L'Analyse-Réinformation Cellulaire n'est pas une panacée, loin de là. Son intérêt réside dans son ouverture sur tout l'univers visible et invisible et aussi dans la nécessité d'une structure englobant, ordonnant et permettant d'utiliser ces connaissances pour une remise en harmonie d'un Instrument désaccordé, d'un Etre qui vit mal ses fausses notes, en toute Science et toute Conscience, réunies pour le meilleur. Cette surabondance des passerelles entre une infinité de notions m'a conduit à refuser toute forme d'enseignement qui puisse ressembler à un bourrage de crâne : Il y aurait eu trop de choses à apprendre, et j'aurais parfaitement compris que quiconque recule devant cette pléthore d'informations quelquefois indigestes. Je préfère, sans aucune prétention, crois-le bien, le terme d'«initiation». Il ne signifie aucunement que nous débattons de choses extraordinaires, ni magiques, ni jamais vues ailleurs. Au contraire, dans la simplicité, la joie, le rire bien souvent, un rapport s'établit entre des notions qui, jusque là, faisaient partie de domaines très différents, et convergeront désormais vers un but unique : l'Autre. Il se passe dans ce cas une chose étrange : nous apprenons, bien sûr, un certain nombre de choses, qui constituent un savoir, une culture. Ce bagage, quoi que nous fassions, nous ne l'oublions pas. Nous avons, jusque là, emmagasiné des notions disparates, un véritable bazar hétéroclite dont nous ne voyons parfois pas l'utilité. Parallèlement, dans le domaine que nous avons choisi professionnellement, nous poussons à l'extrême la somme de notions qui vont nous permettre la performance maximale. Nous pouvons continuer longtemps ainsi, dans ce qui n'est, à mon sens, que de l'intellect pur. Et puis un jour, le miracle se produit. Oui, le miracle, je tiens à te communiquer ma conviction profonde qu'il existe, dans une vie qui, contrairement à ce que l'on imagine généralement, fait des tas de cadeaux. Il est la déchirure d'un voile qui jusque là obscurcissait certaines choses, lorsqu'une communication coeur à coeur se produit avec quelqu'un, pas forcément savant ni même très instruit, lorsque deux ou trois phrases sans rapport aucun avec une technique, un savoir, un domaine particulier, quelques mots sincèrement prononcés du fond de l'âme, qui n'évoqueront que les années à courir à l'extérieur de soi, alors que l'objet de la recherche était au sein même de ton coeur, effleureront le regret des choses enfuies, qui auraient pu être, l'amour perdu car non reconnu à temps, ces quelques mots, qui sont enfin toi, viennent de mettre définitivement à sa juste place ta vision du monde, tes savoirs ne sont plus désormais que les éléments du puzzle enfin reconstitué : la Connaissance. C'est ça, une initiation. Aussi simple que ça : une simple résonance, un "coup du diapason" sur une note qui vibre profondément dans ton être, que tu n'avais pas prévu, qui, à la dernière minute, ouvre grandes les portes de ta conscience, illuminant la science d'un jour nouveau, la poétisant sans entacher sa rigueur, et permet de traiter en toute logique des visions qui, sans cela, resteraient du domaine de la poésie fumeuse.

Cette co-naissance, cet accouchement de soi-même, cette maïeutique, est la clé des portes de tes propres archives, offerte par un maître qui n'a rien à apprendre à son élève. La synthèse se fait toute seule entre la manière et l'art. Veux-tu, avant de nous quitter, que nous récapitulions une fois encore le tableau des réels ?

Réel imaginaire Phase 2	**Horizon Interphase Phase 3**	**Réel Trivial Phase 1**
Energie		Matière
Impondérable-indirectement perceptible		Mesurable-Pondérable-Quantifiable
Antimonde / Antimatière		Monde / Matière
Espace variable - Temps constant		Temps variable - Espace constant
Eon (onde psi)		Particule
Métaphysique		Physique
Conscience	**Sapience**	Science
Cerveau droit		Cerveau gauche
Monde des symboles		Monde des concepts
Monde manifesté		Monde de la manifestation
Information		Action
Modulation	**Miroir**	Réalisation
Inconscient	**Réalisation**	Conscient
Irrationnel	**de l'Etre**	Rationnel
Flash intuitif		Raisonnement inductif
Coulisses	**Rideau**	Scène
Instrumentiste	**Musique**	Instrument
Cordes	**Table d'Harmonie**	Clavier

Tu vois, en face de Science et Savoir, il y a Conscience et Connaissance. Elle se trouve aussi sur l'arbre de vie, schéma énergétique de l'Univers Humain, représenté par une Séphira invisible car elle est l'interphase avec Ailleurs, avec l'Autre : elle s'appelle DAT. Sa première traduction est «Connaissance».

Sa deuxième est AMOUR.

Entre n'Importe Où et Ailleurs
Noël 1992 - Noël 1993

Achevé d'imprimer en novembre 1994
sur les presses de la Nouvelle Imprimerie Laballery
58500 Clamecy
Dépôt légal : novembre 1994
Numéro d'impression : 411072

Imprimé en France